Navendra Jha

O quebra-cabeça da marca de mordida: - Resolvendo mistérios

Navendra Jha

O quebra-cabeça da marca de mordida: - Resolvendo mistérios

ScienciaScripts

Imprint
Any brand names and product names mentioned in this book are subject to trademark, brand or patent protection and are trademarks or registered trademarks of their respective holders. The use of brand names, product names, common names, trade names, product descriptions etc. even without a particular marking in this work is in no way to be construed to mean that such names may be regarded as unrestricted in respect of trademark and brand protection legislation and could thus be used by anyone.

Cover image: www.ingimage.com

This book is a translation from the original published under ISBN 978-620-7-80861-8.

Publisher:
Sciencia Scripts
is a trademark of
Dodo Books Indian Ocean Ltd. and OmniScriptum S.R.L publishing group

120 High Road, East Finchley, London, N2 9ED, United Kingdom
Str. Armeneasca 28/1, office 1, Chisinau MD-2012, Republic of Moldova, Europe
Printed at: see last page
ISBN: 978-620-8-10712-3

Índice

Introdução

A odontologia forense ou medicina dentária forense foi definida por Keiser-Neilson, em 1970, como "o ramo da medicina forense que, no interesse da justiça, se ocupa do tratamento e exame adequados das provas dentárias e também da avaliação e apresentação adequadas dos resultados dentários". [1] A medicina dentária forense consiste no tratamento, exame e avaliação adequados das provas dentárias, que serão depois apresentadas no interesse da justiça. As provas que podem ser obtidas a partir dos dentes são a idade e a identificação da pessoa a quem os dentes pertencem. Para tal, são utilizados registos dentários, incluindo radiografias, fotografias antemortem e post-mortem e ADN. A medicina dentária presta um importante serviço à comunidade, tanto a nível civil como criminal.[2]

A odontologia forense ganhou grande aceitação no domínio da justiça penal porque não há duas pessoas com dentes idênticos. A presença de provas físicas, tais como marcas de mordidelas em casos de violação, homicídio e violência, é considerada muito valiosa. Estas são consideradas como uma expressão de domínio, raiva e comportamento animalesco. As marcas de dentadas são a forma mais comum de prova dentária apresentada em tribunal criminal em casos de violação. Estas marcas são também valiosas para determinar o tipo de abuso físico e a faixa etária do criminoso. Com o aumento de casos criminais como as violações, a utilização de marcas de mordedura como prova odonatológica forense para identificar os culpados realça verdadeiramente o papel importante que a odontologia desempenha no domínio da justiça penal.[3]

As provas odontológicas são o terceiro método de identificação mais preciso do que as impressões digitais e a análise do ADN nas ciências forenses. "O criminoso pode mentir com os dentes, embora os próprios dentes não possam mentir", diz Furness. Qualquer coisa diferente, como uma discrepância em relação à normalidade, torna-se uma ferramenta importante quando se tenta estabelecer a identidade de um suspeito. A análise das marcas de dentadas baseia-se no princípio de que "não há duas bocas iguais".[5]

Mac Donald definiu a marca de mordedura como "um padrão representativo deixado num objeto ou tecido pelas estruturas dentárias, quer isoladamente quer em combinação com outras estruturas orais de um animal ou humano".[6]

As impressões das marcas de mordedura são formadas durante a oclusão dos dentes. As marcas de mordedura são as marcas de ferramentas deixadas pelas acções dos dentes e de outras estruturas orais durante a mordedura de objectos e pessoas. [7]

As marcas de mordedura são normalmente encontradas num suspeito quando a vítima se tenta matar. As marcas de dentadas podem ser encontradas virtualmente em qualquer parte do corpo humano, sendo os locais mais comuns a face, o pescoço, o braço, a mão, o dedo, o ombro, o nariz, a orelha, o peito, as pernas, as nádegas, a cintura e os órgãos genitais femininos. Nos casos de agressão sexual, o rosto, os lábios, os seios, o ombro, o pescoço, a coxa, os órgãos genitais e os testículos são os locais mais afectados. As marcas de mordedura podem ser deixadas na pele, pastilhas elásticas, lápis, canetas e também podem ser encontradas em instrumentos musicais, cigarros, charutos, alimentos como queijo, fruta, batata e chocolate, etc. [8]Estas marcas são encontradas em vários crimes, especialmente em homicídios, brigas, raptos, casos de abuso de crianças, agressões sexuais, durante eventos desportivos e, por vezes, intencionalmente infligidas para incriminar falsamente alguém. Enquanto as marcas de dentadas no corpo são causadas intencionalmente, as marcas encontradas em objectos alimentares são geralmente deixadas de forma impercetível pelos agressores no local do crime.[9]

As marcas de dentadas humanas são encontradas quando os dentes são utilizados como armas de raiva, excitação, controlo ou destruição. Há muitos casos em que a prova das marcas de dentadas foi considerada importante e levou à condenação dos culpados. O molde das marcas de mordedura pode ser feito ou podem ser tiradas fotografias da superfície e comparadas com o original ou o molde dos dentes. Dentes em falta, dentes malformados, fracturas, apinhamento dos dentes, diastemas e outras caraterísticas peculiares dos dentes são úteis no processo de comparação destes caracteres individualistas. As marcas de mordedura podem ser encontradas em diversos materiais numa cena de crime, mas o local mais comum e infeliz é a pele humana. As marcas de dentadas humanas podem ser descritas como uma lesão elíptica ou circular composta por dois arcos em forma de U, separados nas suas bases por um espaço aberto e que regista todas as caraterísticas específicas dos dentes. [10]

É importante estabelecer a análise de marcas de mordida como um instrumento fiável e preciso no sistema judiciário. A fim de minimizar os erros dos métodos convencionais, devem ser introduzidas novas tecnologias. As vantagens da utilização de técnicas digitais na análise do bitemark excedem as desvantagens. Uma vez que a lesão criada é tridimensional, os novos métodos, como as tecnologias 3D, devem ser considerados mais adequados para a análise do bitemark. É importante alargar o conhecimento científico e é necessária mais investigação para avaliar as novas técnicas de análise de sinais vitais.[11]

Revisão histórica da Bitemark

ANTECEDENTES HISTÓRICOS DAS MARCAS DE MORDEDURA

A evolução da odontologia forense começou logo no Jardim do Éden. De acordo com o Antigo Testamento, Eva convenceu Adão a colocar uma marca de dentada na maçã. Foi dito que "É sempre tentador sugerir que a história da prova da marca de mordida (odontologia forense) começou com a ingestão do fruto proibido no Jardim do Éden. Mas o dentista ou o odontologista forense eram raros nessa altura. Não há registo de acontecimentos, comparações ou análises e, além disso, havia um número limitado de suspeitos e os suspeitos teriam confessado.[12]

Mas as provas bem documentadas da utilização de dentes para identificação começaram em 66 d.C. com o caso de Agripina e Lollia Pauline. Após o seu casamento com Cláudio, imperador de Roma, Agripina tenta assegurar a sua posição. Receia que a rica divorciada Lollia Paulina possa ainda ser uma rival do seu marido. Decidiu que seria mais seguro se Lollia Paulina estivesse morta. Dá instruções ao seu soldado para matar Lollia Paulina e para trazer a cabeça de volta. A morte de Lollia Paulina foi confirmada pela identificação dos alinhamentos dentários e de certas caraterísticas distintivas. Foi a primeira utilização da identificação dentária de que há registo.[13]

A primeira identificação forense na Índia teve início em 1193, quando Jai Chand, uma grande monarquia indiana, foi destruída pelo exército de Maomé e Jai Chand, Raja de Kanauji, foi assassinado, tendo sido identificado pelos seus dentes postiços.

Peter Halket foi morto em 1758, durante as guerras entre franceses e índios, numa batalha perto de Fort Duquesne. O filho de Halket identificou o esqueleto do seu pai através de um dente artificial.

Na batalha de Breed's Hill, em Boston, o Dr. Joseph Warren foi morto no ano de 1776. O seu rosto não foi possível identificar, pois sofria de um ferimento fatal na cabeça. Um dentista, Paul Revere, identificou o cadáver do Dr. Warren através de uma pequena dentadura que lhe tinha feito. A identificação feita por Paul Revere permitiu enterrar o Dr. Warren a 8 de abril de[th] , 1776, com todas as honras militares.[14]

O dentista como testemunha especializada

Primeira utilização de provas dentárias num processo judicial.

A utilização de um dentista como testemunha pericial foi bem documentada em 1814 no caso da Sra. Janet Mc Alister na Escócia. Um professor de anatomia, Dr. Granville Sheep Pattison, e dois dos seus alunos foram acusados no tribunal superior de Edimburgo pela violação da sepultura da Sra. Mc Alister. O corpo da Sra. Alister foi transferido, após o enterro, para uma faculdade próxima. O corpo foi encontrado através de provas dentárias, sob a forma de uma dentadura maxilar que foi encontrada nas cabeças na sala de dissecação. O Dr. James Alexander, dentista da Sra. Alister, foi a testemunha de acusação. Ele provou que um conjunto da dentadura dela cabia apenas numa das cabeças da sala de dissecação. Em 1831, Caroline Walsh foi viver com um casal de irlandeses e depois disso nunca mais foi vista. Afirmou-se que a mulher desaparecida foi encontrada na rua num estado "esquálido" e que o seu nome era Caroline Walsh. No julgamento, foi referido que Caroline Walsh tinha dentes perfeitos. Mas esta Caroline Walsh tinha perdido os dentes da frente há muitos anos. A Sra. Walsh nunca foi encontrada e o arguido foi condenado.[15]

Estimativa da idade dentária forense

O príncipe Luís XVII morreu na prisão em Paris, em 1795, com 10 anos e 2 meses de idade, devido a uma tuberculose dos gânglios linfáticos. Foi planeada a construção de um monumento ao jovem príncipe. Mas surgiram muitos rumores de que o príncipe ainda estava vivo e outra criança foi enterrada no seu lugar. A história continuou em 1846, aquando da reconstrução de uma igreja. O esqueleto de uma criança num caixão de chumbo foi encontrado perto da entrada lateral. Um médico, Dr. Millicent, examinou os ossos do corpo e concluiu que ele tinha morrido de mau hálito e negligência. O Dr. Recamier examinou os ossos e disse que eram de um indivíduo de 15 ou 16 anos. A avaliação da idade feita pelo Dr. Recamier foi aceite. Um parente de Luís XVII, em 1897, obteve autorização para voltar a pesquisar o caixão. Foi encontrado um esqueleto de um jovem do sexo masculino contendo um caixão. Com base no desenvolvimento dos dentes, três peritos envelheceram o esqueleto entre 16 e 18 anos ou mais. Finalmente, concluiu-se que os restos mortais não eram de Dauphin. Este é documentado como o primeiro caso de estimativa da idade dentária forense.[16]

O dentista como perito em tribunal

O professor e médico da Universidade de Harvard, Dr. George Parkman, no período de 18th século, era também um especulador imobiliário e agiota que não regressou do jantar de 23 de novembro derd 1849. Suspeitou-se de John White Webster, pois sabia-se que ele devia uma certa quantia de dinheiro ao Dr. Parkman. Quando o seu laboratório foi revistado, foram encontrados restos de um corpo humano. O dentista do Dr. Parkman, Dr. Nathen Cooley Keep, identificou o corpo do Dr. Parkman, pelos seus dentes, como parte de uma dentadura superior e inferior que tinha sido feita para o Dr. Parkman 3 anos antes. O Dr. Keep mostrou ao tribunal e ajustou as partes da dentadura inferior aos modelos e também mostrou o ajuste de moagem da dentadura inferior que tinha feito para o Dr. Parkman. O Dr. Webster foi considerado culpado e enforcado. Este foi o primeiro caso de um dentista a prestar um testemunho de perito em tribunais dos Estados Unidos.

Guilherme, o conquistador, caiu do cavalo e morreu com quarenta e quatro anos. O seu túmulo foi erigido em 1868. Os presentes afirmaram que os ossos e os dentes estão em muito bom estado, como se o rei Guilherme I tivesse morrido ontem, em vez de há 768 anos. Assim, o dentista forense fez a identificação com base na durabilidade e longevidade dos dentes, apesar de os corpos estarem muito danificados ou enterrados há muito tempo.

Em 1870, a Sra. Robinson foi assassinada e suspeitou-se que o Sr. A. I. Robinson tivesse assassinado a sua amante. Foi efectuada uma comparação com base nas marcas de mordedura. O Sr. Robinson tinha cinco dentes maxilares e o suspeito foi identificado, mas não foi considerado culpado.

Em 1873, o corpo foi encontrado nas cinzas de uma casa de campo queimada em Maryland. O corpo foi identificado como Winfield S. Gross provisoriamente pela Sra. Gross e dez testemunhas. O Sr. Winfield S. Gross tinha feito um seguro de 25.000 dólares antes do incêndio. A companhia de seguros recusou-se a pagar à Sra. Gross. Foi necessário um dentista forense a tempo. A Sra. Gross declarou que o Sr. Gross nunca se tinha queixado de dores ou de dentes cariados e que, tanto quanto sabia, não tinha dentes artificiais. Ele nunca tinha ido ao dentista durante a sua vida. O corpo foi encontrado nas cinzas e foi examinado na Faculdade de Cirurgia Dentária de Baltimore. O Dr. F. J. S. Gorgas fez uma descrição pormenorizada dos maxilares e dos restantes dentes. Foi declarado que não havia desalinhamento no maxilar inferior e que havia dois dentes no maxilar superior. Foi observada uma divergência entre a Sra. Gross e o dentista forense. Ficou provado que os restos mortais não pertencem à Sra. Gross. O corpo do homem assassinado foi encontrado na Pensilvânia. O Sr. Udder Zook, que era o cunhado da Sra. Gross, foi visto a viajar com um amigo anónimo para a Pensilvânia. A vítima foi identificada, e todas as outras caraterísticas eram muito semelhantes às do Sr. Gross. Finalmente, Udder Zook foi acusado e processado em 1874. O destino da Sra. Gross não era conhecido.

Abraham Lincoln foi o 16th presidente dos Estados Unidos, foi morto a tiro em 14 de abril de[th], 1865. John Wilkes Booth matou o presidente e fugiu para a Virgínia. A cavalaria americana cercou o celeiro e pegou-lhe fogo. Booth foi morto a tiro no local. Mas passados muitos anos, espalharam-se rumores de que Booth tinha escapado e ainda estava vivo. Por isso, o corpo foi desenterrado e examinado novamente em 1893. O dentista da família identificou o corpo de Booth pela formação peculiar da mandíbula que foi anotada nos registos dentários feitos pelo dentista durante uma visita para restaurar uma obturação.[17]

Ted Bundy: O Famoso Caso da Mordedura

Ted Bundy, um dos assassinos em série mais prolíficos do mundo, foi condenado pelos seus crimes hediondos após a utilização bem sucedida da análise de marcas de dentadas.

Na noite de 15 de janeiro de 1978, Lisa Levy e Martha Bowman foram brutalmente assassinadas com um taco de madeira. Uma testemunha, Nita Neary, relatou que um homem saiu a correr de uma casa com um tronco coberto por um pano. Não foram encontradas provas sólidas no local do crime, que tinha sido limpo, mas isso não era novidade para os investigadores; Tom Bundy era conhecido pela sua limpeza precisa. No entanto, as suposições dos investigadores não eram provas suficientes para uma condenação. O investigador tinha recolhido provas como o tipo de sangue, manchas de impressões digitais e amostras de esperma. Mas havia mais uma prova que foi encontrada... Havia uma estranha marca de mordidela no seio esquerdo de Lisa Levy. Os investigadores pediram a Tom Bundy que fizesse uma impressão dentária para comparar com as marcas de dentadas suspeitas anteriormente encontradas em Lisa. Embora Bundy se tenha recusado a fazer a impressão e até tenha começado a ranger os dentes para tentar disfarçar a sua marca de dentada, os investigadores conseguiram obter um mandado de busca para a sua marca de dentada. Um dentista experiente de Coral Gables, o Dr. Souviron, tirou várias radiografias dos dentes superiores e inferiores da frente e das gengivas de Bundy. O Dr. Souviron comparou as marcas de dentadas nas nádegas de Lisa Levy com as radiografias tiradas e verificou que as marcas de indentação únicas correspondiam às impressões dentárias dos dentes de Bundy. Esta prova foi considerada a melhor que o procurador tinha. O veredito foi dado e Ted Bundy foi condenado à morte na cadeira eléctrica.[18] (Fig.1)

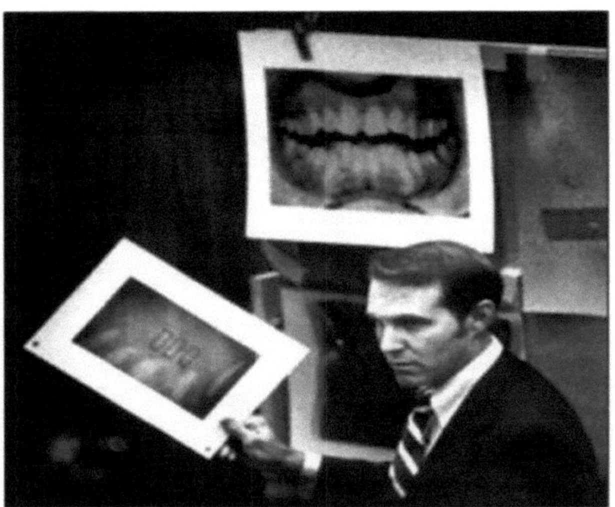

Fig.1 O Dr. Richard Souviron apresenta provas no julgamento do recurso de Ted Bundy - Tallahassee, Florida.

Pai do Odontólogo Forense

O Dr. Oscar Amodeo foi considerado como o pai do odontologista forense. A sua tese de doutoramento, intitulada "L' Art Dentaire en Medicine Leagale", apresentada à Faculdade de Medicina, valeu-lhe o doutoramento. Este livro é o primeiro texto completo sobre odontologia forense.

O famoso teatro Iroquois em Chicago foi incendiado em 1903 e cerca de 602 dos 1.842 clientes morreram no teatro. Mas não há registos de identificação hoje em dia. No entanto, o Dr. Cigrant citou no seu artigo que centenas de pessoas foram inequivocamente identificadas a partir dos registos dentários.

Os primeiros trabalhos de reconstrução facial foram efectuados por Kollman e Buchley. A técnica proposta por Kollmen e Buchely ainda hoje é utilizada com modificações. Embora os métodos computorizados estejam a ganhar interesse atualmente. Belty Pat Gatliff, de Oklahoma, formou vários dentistas forenses em técnicas de reconstrução facial.[19]

Odontologia forense para os espectáculos de um homem só -Adolf Hitler

No final da Segunda Guerra Mundial, corriam rumores de que Adolf Hitler tinha fugido com Eva Braun, a sua mulher. Mas é um facto que ambos morreram juntos em 1945, tendo os seus corpos sido queimados e enterrados por soldados russos. Foi um desafio dissipar o boato, devido à falta de registos antemortem e post-mortem. Por fim, foram identificados restos de uma ponte nos pedaços do maxilar de Hitler, devido à forma invulgar de reconstrução e à evidência de doenças periodontais. Os registos do dentista de Hitler, Hugo Blaschke, foram comparados com os registos dentários de Hitler e confirmaram a morte de Hitler.[20]

Odontologista forense nas vítimas do tsunami

A grande catástrofe ocorreu no terramoto do Oceano Índico em 2004. O terramoto foi conhecido pela comunidade científica como o terramoto de Sumantra Andaman e as ondas são as chamadas ondas Tsunami. As vítimas do tsunami no Sudeste Asiático em dezembro de 2004 foram identificadas com êxito pela odontologia forense. Mais de 92% das vítimas não tailandesas foram identificadas, das quais 80% foram identificadas por formação dentária.[21]

História da ciência forense na Índia

Assassinato de Rajiv Gandhi.

Em 21 de maio de 1991, em[st] , ocorreu o assassinato de Rajiv Gandhi, uma personalidade importante e dinâmica da Índia. O assassinato de Rajiv Gandhi foi comparado com o assassinato de John F. Kennedy dos EUA. Durante o inquérito, dos 18 corpos, foram identificados 17, incluindo o de Rajiv Gandhi. O único corpo com partes desmembradas, que estava correlacionado com a pele, ausência de pêlos no corpo, a mesma cor de verniz nas unhas das mãos e dos pés, e finalmente concluiu que era uma mulher, que era a bomba humana. E também deu uma indicação de que a mulher transportava a bomba no cinto abdominal.

O Dr. P. Chandrasekaran, Diretor do Tamil Nadu Forensic Science Laboratory, Madras, que levou 6 meses a elaborar um documento completo de reconstrução do local do crime, declarou que o ADN encontrado nos pedaços de músculo carbonizados e no crânio do bombista suicida, Dahanu, apresentava um padrão idêntico. Assim, concluiu-se que Dahanu era o bombista.[22]

Identidade de Veerappan confirmada.

A imagem de marca de Veerappan era o bigode em forma de guiador que tinha no rosto e que desapareceu quando foi morto a tiro pelo pessoal da Força Especial no distrito de Dharmapuri, em Tamil Nadu. Este facto deu origem a uma grande confusão. Mas os peritos forenses confirmaram-no com o estudo do ouvido externo. O Prof. P. Chandra Shekhar, investigador principal no caso do assassínio de Rajiv Gandhi, afirmou que a estrutura anatómica do ouvido externo difere de pessoa para pessoa. Estudou as estruturas do ouvido externo a partir de fotografias ante e post-mortem de Veerappan, comparou-as e confirmou que se tratava de um contrabandista de sândalo. Há uma estrutura única na orelha de Veerappan, que tem uma formação de tragus plana, e o tragus é contínuo com uma porção curva de hélice. [23]

Perícia dentária à sentença de morte

Caso de violação em grupo em Deli.

Pela primeira vez na história do processo penal na Índia, a medicina dentária forense desempenhou um papel fundamental na produção de provas que conduziram a sentenças de morte. No caso da violação em grupo em Deli, um dentista forense conseguiu associar dois dos arguidos ao crime. Para o efeito, comparou a disposição dos dentes com a marca da dentada deixada na pobre e jovem vítima. Um perito em medicina dentária afirmou que as fotografias da marca de mordedura da vítima e a estrutura da dentição dos dois arguidos provavam com alguma exatidão. No total, foram detidos seis homens, um dos quais era menor. Consequentemente, entre os cinco arguidos, duas das dentições correspondiam a uma marca de dentada. Assim, o perito dentário acabou por afirmar que não há duas pessoas com uma disposição dentária semelhante.[24]

Classificação

As marcas de dentadas são normalmente encontradas em pessoas vivas ou mortas, podendo o indivíduo em causa ser vítima ou autor do crime. As marcas de mordedura também podem ser observadas em alimentos ou objectos inanimados presentes no local do crime. As marcas de mordedura também podem ser produzidas durante a agressão de crianças ou adultos, que estão frequentemente associados a crimes sexuais e ao abuso de crianças.[25]

Localização

Segundo Vale et.al., os braços foram os locais mais frequentes, seguidos dos seios, pernas, abdómen, costas, face, ombros, nádegas, órgãos genitais femininos, mão, peito, pescoço, nariz, órgãos genitais masculinos, orelha e pé.

Classificação de Cameron e Sims[9]

1. Os agentes que produziram a marca.

   - Humano

   - Animais

2. Os materiais e substâncias que exibiram as marcas.

   - Pele

   - Tecidos do corpo

   - Produtos alimentares

   - Outros materiais

Classificação da McDonald's[9]

- **Marcas de pressão dentária**: Nos bordos incisais dos dentes anteriores - estáveis com distorção mínima

- **Marcas de pressão da língua**: A pressão da língua nas superfícies palatinas dos dentes, nas cíngulas ou nas rugas palatinas provoca a distorção das marcas

- **Marcas de raspagem dos dentes**: Causadas por irregularidades nos dentes devido a fracturas, restaurações, etc.

- **Marcas complexas**: Combinação das marcas anteriores

Classificação Websters[9]

- **Tipo I :** Mordidas em chocolate que fracturam facilmente com profundidade de penetração limitada. Mais proeminentes são os bordos incisais dos dentes anteriores superiores e inferiores (por exemplo, chocolate duro)

- **Tipo II**: Boa aderência do material obtido pelos dentes e depois a peça mordida é fracturada do material principal. O contorno da face labial dos incisivos superiores e inferiores é registado. (Por exemplo, maçã)

- **Tipo III**: Marca de mordedura produzida pela mordedura de queijo. Aqui, uma vantagem é o facto de indicar a posição relativa dos incisivos superiores e inferiores em oclusão cêntrica. (Por exemplo: queijo)

De acordo com os agentes que produzem as marcas de mordedura, estas são classificadas nas três categorias seguintes:

- ➢ **Humanos**

  - o Adultos

  - o Crianças

- ➢ **Animais**

o Mamíferos (por exemplo, cães)

o Répteis (por exemplo, cobras)

> **Mecânica**

o Dentaduras

o Lâminas de serra

As marcas de mordedura também podem ser classificadas com base no material em que são produzidas:

❖ Pele e tecidos do corpo

❖ Substâncias alimentares

❖ Outros materiais mastigados habitualmente, por exemplo, canetas e lápis

Existem outros sete tipos de marcas de dentadas;

- Hemorragia **pequeno ponto de sangramento**

- **Marca** de abrasão **sem danos na pele**

- Contusão **rutura de vasos sanguíneos, hematoma**

- Laceração **próxima da perfuração da pele**

- Incisão **pura, perfuração ou rasgão da pele**

- **Remoção de pele** por avulsão

- Artefacto **pedaço de corpo arrancado à dentada**

Estas podem ainda ser classificadas em quatro graus de impressões: --

- **Claramente definido"** que resulta da aplicação de uma pressão significativa

- **"Obviamente definido"**, que é o efeito da pressão de primeiro grau

- **"Bastante percetível"** devido à pressão violenta

- **"Lacerada"** quando a pele é violentamente arrancada do corpo

As classes seguintes, de importância comprovada na aplicação prática das marcas de mordedura, são as seguintes

- **Classe I**: Inclui marcas de mordedura difusas, que têm caraterísticas de classe limitadas e carecem de caraterísticas individuais. Por exemplo, uma contusão, uma marca de mordedura difusa, um anel fumado ou uma marca de mordedura ténue.

- **Classe II**: Este padrão de lesão é referido como mordida de arcada única ou marca de mordida parcial, uma vez que tem algumas caraterísticas individuais e outras de classe.

- **Classe III**: Esta classificação inclui tanto caraterísticas individuais como de classe. Esta mordedura tem um grande valor probatório e é utilizada principalmente para efeitos de comparação. Os principais locais para este tipo de mordedura no corpo são as nádegas, o ombro, o braço ou o peito. A pressão e a penetração profunda do tecido são realizadas para registar a superfície lingual dos dentes anteriores.

- **Classe IV**: A mordedura causa principalmente avulsão ou laceração dos tecidos.

Nesta classe, as caraterísticas de classe e as caraterísticas individuais não estão presentes. Este tipo de mordedura é comummente encontrado quando há avulsão de uma orelha ou de um dedo.

PRESSÃO EXERCIDA AO MORDER

A pressão exercida pelos dentes ao morder é de cerca de 11 kg a partir dos incisivos e a partir da língua pode atingir até 8 lb/pol². A sucção é uma forma distinta de pressão exercida pela língua e pode produzir uma pressão negativa de 20 mmhg. A força da mordida em seres humanos e animais pode ser medida com um dispositivo eletrónico chamado gnatodinamómetro. 6[2]

Terminologia da marca de identificação ABFO

CONSELHO AMERICANO DE ODONTOLOGIA FORENSE

As diretrizes terminológicas do Conselho Americano de Odontologia Forense (ABFO) sobre marcas de mordedura enumeram três termos que descrevem o nível de certeza de que uma lesão com padrão representa uma marca de mordedura (ABFO DRM 2012, 115)

Os termos seguintes indicam o grau de confiança de que uma lesão é uma marca de mordida.[27] (Fig.2)

Bitemark- Os dentes criaram o padrão; outras possibilidades foram consideradas e excluídas.

Critérios: O padrão ilustra de forma conclusiva

- Caraterísticas clássicas,

- Todas as caraterísticas, ou

- Caraterísticas típicas da classe das arcadas dentárias e dos dentes humanos numa disposição correta, de modo a que seja reconhecível como uma impressão da dentição humana.

Sugestivo: *O* padrão é sugestivo de uma marca de mordida, mas não há provas suficientes para chegar a uma conclusão definitiva neste momento.

Critérios: A forma e o tamanho gerais estão presentes, mas as caraterísticas distintivas, como as marcas de mordida dos dentes, estão ausentes, incompletas ou distorcidas, ou algumas marcas que se assemelham a marcas de dentes estão presentes, mas a configuração da arcada está ausente.

Para efeitos de investigação, apenas as lesões com padrões definidos anteriormente como **"marca de mordedura"** ou **"sugestivas"** devem ser consideradas para análise de marcas de mordedura.

Enquanto a análise tradicional do sinal de mordida se baseia no reconhecimento de padrões, o ADN recolhido do sinal de mordida fornece um meio para identificar uma lesão com padrão como um sinal de mordida e na tentativa de confirmar uma lesão com padrão como um sinal de mordida humano.

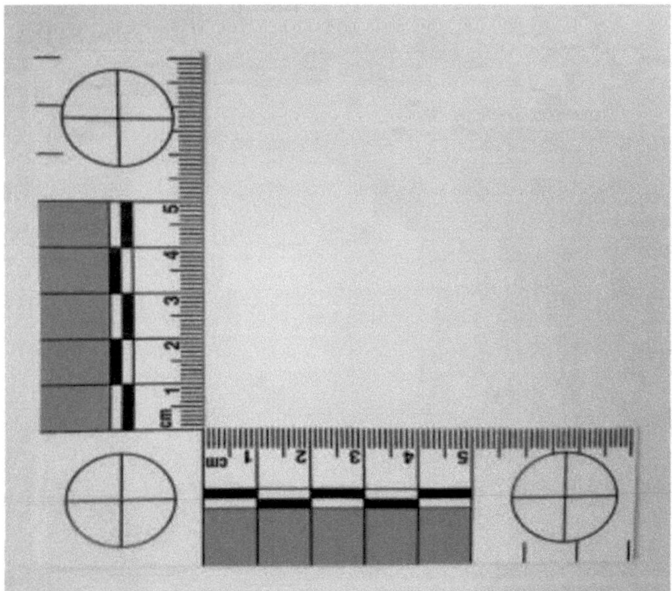

Fig.2 Escala ABFO

Mecanismo da Bitemark

Os três mecanismos predominantes associados à produção de marcas de mordida são: pressão dentária, pressão da língua e raspagem dentária. [28]

1. As marcas de pressão dentária são causadas pela aplicação direta de pressão pelos bordos incisais dos dentes anteriores e pelos bordos oclusais dos dentes posteriores. A gravidade da marca de mordedura depende da duração, do grau de força aplicada e do grau de movimento entre o dente e o tecido. A apresentação clínica da pressão dentária indica áreas pálidas que representam os bordos incisais e hematomas que representam as margens incisais.

2. A pressão da língua é causada quando o material levado para a boca é pressionado pela língua contra os dentes/rugas palatinas e estão presentes marcas distintivas devido à sucção/empurrão da língua.

3. A raspagem dentária é causada pelo raspar dos dentes contra a superfície dentária, envolvendo normalmente os dentes anteriores. A apresentação clínica pode ser sob a forma de arranhões e abrasões. Os arranhões e abrasões que indicam irregularidade e peculiaridade dos bordos incisais são úteis na identificação pessoal. (Fig.3)

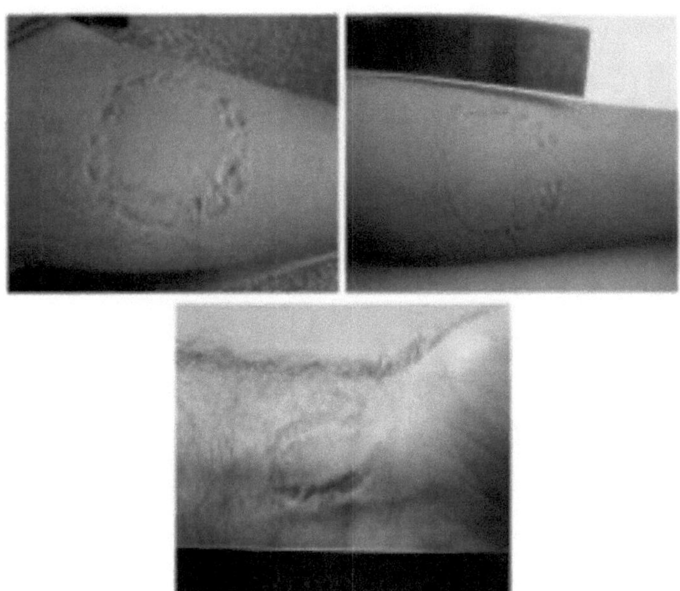

Figura 3. Imagens de diferentes marcas de picadas na pele humana.

Reconhecimento da marca de identificação

As marcas de mordedura aparecem mais frequentemente como áreas elípticas ou redondas de contusão, abrasão da pele e, por vezes, indentações. Ocasionalmente, as mordeduras humanas (e, mais frequentemente, as mordeduras de animais) apresentam avulsão ou corte do tecido. O nariz, os mamilos ou as orelhas são particularmente vulneráveis nas mordeduras humanas, enquanto as extremidades são mais frequentemente laceradas nas mordeduras de animais. Numa marca de mordedura bem definida, os arcos que compõem estas elipses podem apresentar padrões rectangulares individuais que representam os bordos incisais dos dentes e, ocasionalmente, indentações ou marcas de pressão.[29]

A maioria das mordeduras revela marcas de apenas alguns dos seis dentes anteriores superiores ou inferiores, raramente sendo encontradas marcas de todos os doze. Um examinador treinado, por exemplo, pode diferenciar mordidas de animais de mordidas humanas, uma vez que o número, o espaçamento, o tamanho e a disposição dos dentes em cada tipo de mordida são distintos. Dependendo das caraterísticas reconhecíveis registadas na mordedura, pode ser possível não só identificá-la como sendo de origem humana, mas também determinar o tamanho do maxilar do mordedor, a forma do maxilar e o número de dentes presentes ou ausentes.

Vários padrões únicos dos dentes do suspeito podiam ser encontrados a repetir-se em cada uma destas áreas. Esta foi uma rara oportunidade para estudar, em condições de campo, os efeitos de várias texturas de pele e curvaturas de superfície que se pensa produzirem problemas de distorção. Com base num estudo exaustivo, pudemos concluir razoavelmente que este padrão único não era arte factual ou distorcido e que tinha sido causado pelos dentes únicos do suspeito. De facto, a nossa experiência geral diz-nos que

a maior parte da distorção ocorre no processo de fotografia, e não no ato de morder.[30]

Caraterística da Bitemark

CARACTERÍSTICAS DE CLASSE

De acordo com o Manual do American Board of Forensic Odontology (ABFO), uma caraterística de classe é uma caraterística ou padrão que distingue uma marca de mordedura de outras lesões com padrão. Ajuda a identificar o grupo de onde provém a marca de mordedura. Ao avaliar as marcas de mordida, o primeiro passo é confirmar a presença de caraterísticas de classe. As "caraterísticas de classe do dente" e as "caraterísticas da marca de mordida" são os dois tipos de caraterísticas de classe

Numa marca de mordida, os dentes da frente, que incluem os incisivos centrais, os incisivos laterais e as cúspides, são os dentes mordedores primários de acordo com as caraterísticas da classe dentária. Cada tipo de dente na dentição humana tem caraterísticas de classe (caraterísticas de classe de dente) que diferenciam um tipo de dente dos outros. Assim, os dois incisivos centrais mandibulares e os dois incisivos laterais mandibulares têm uma largura quase uniforme, enquanto as cúspides mandibulares têm uma forma cónica.[31]

As caraterísticas da marca de mordida ajudam a determinar se as marcas são dos dentes maxilares ou dos dentes mandibulares. De acordo com as caraterísticas das marcas de mordedura, os incisivos centrais e laterais superiores produzem marcas rectangulares, sendo os centrais mais largos do que os laterais, e os cúspides superiores produzem marcas redondas ou ovais. Os incisivos centrais e os incisivos laterais da mandíbula também produzem marcas rectangulares, mas estas são quase iguais em largura, enquanto as cúspides da mandíbula produzem marcas redondas ou ovais. [32]

Caraterísticas individuais

As caraterísticas individuais são desvios das caraterísticas da classe standard. São as caraterísticas específicas encontradas dentro das caraterísticas de classe que podem ser uma caraterística, um traço ou um padrão que representa uma variação individual em vez de um achado esperado. Padrões, caraterísticas ou traços dentários podem ser observados em alguns indivíduos e não em outros, como rotação, versão vestibular ou lingual, desvio mesial ou distal dos dentes, etc. A caraterística dentária é específica de um dente individual e torna um dente diferente do outro. Os dentes de diferentes indivíduos diferem uns dos outros no que respeita ao seu tamanho, à sua posição e à sua forma. As diferenças individuais podem ser formadas por várias lesões físicas e químicas que afectam os dentes ao longo dos anos, como o atrito, a abrasão e a erosão.

Os dentes podem ser afectados por cáries devido a uma má higiene oral, várias agressões, tais como lesões desportivas, lesões químicas, ataques biológicos, acidentes de viação, acidentes de trabalho e cáries. Após a ocorrência destes danos, os dentes necessitam frequentemente de uma restauração. Estas restaurações ou a própria lesão produzem caraterísticas distintas e únicas num dente.

As caraterísticas individuais das marcas de mordida podem ser afectadas pelo tipo, número e peculiaridades dos dentes, pela função muscular de oclusão, pelo movimento individual dos dentes e pela disfunção da ATM (articulação temporomandibular) do agressor.[33]

Pode haver muitas variações de uma marca de mordida humana ideal que são discutidas abaixo:

Caraterísticas adicionais

a) **Equimose central:** A pressão negativa criada pela língua e pela sucção e a pressão positiva criada pelo fecho dos dentes provocam uma hemorragia extra-vascular devido à rutura dos pequenos vasos sanguíneos, produzindo uma equimose central.

b) **Abrasões lineares, contusões ou estrias:** Estas são produzidas pelo deslizamento dos dentes contra a pele ou pela impressão das superfícies linguais dos dentes na pele.

c) **Mordedura dupla:** É também chamada de mordida dentro de uma mordida e é produzida quando, durante o contacto inicial com os dentes, a pele escorrega e os dentes voltam a contactar pela segunda vez com a pele.

d) **Padrões de tecelagem de vestuário interpostos.**

e) **Equimose periférica:** produz-se quando há hematomas excessivos e confluentes.

MARCAS DE DENTADAS PARCIAIS

❖ Uma arqueada: Também designada por meia dentada.

❖ Um ou alguns dentes.

❖ Marcas unilaterais: Produzem-se quando a dentição está incompleta ou quando há uma pressão desigual durante a mordedura

MARCAS DE DENTADAS DESVANECIDAS

- Arcadas fundidas: Neste caso, não existem marcas de dentes individuais.

- Sólida: É produzida quando o eritema ou a contusão preenche toda a área central da marca de mordedura. Neste caso, a marca de mordedura não apresenta um padrão anelar, mas sim uma marca circular descolorida.

- Arcos fechados: neste caso, os arcos maxilar e mandibular estão unidos nos seus bordos.

- Latente: Visto com técnicas de imagem especiais.

PICADAS SOBREPOSTAS

MORDEDURAS AVULSAS:

São aquelas em que o tecido é arrancado da vítima durante a mordedura. Quando uma pessoa morde outra pessoa, nessa situação há movimento tanto da vítima como do mordedor. A força da mordedura pode ser tão forte que pode fazer com que a superfície da pele mordida seja torcida. Todos estes factores podem produzir marcas que podem variar de uma marca de ferimento por mordedura ideal. Estas podem incluir adições ou subtracções. No caso de acréscimos, um único dente pode morder várias vezes a mordida original ou próximo dela. No entanto, quando sob a pressão da mordedura a pele é torcida, alguns ou vários dentes podem não entrar em contacto com a pele durante a mordedura, produzindo assim subtracções. Existem várias situações em que algumas lesões podem assemelhar-se a marcas de dentadas. As marcas de lesões na pele produzidas pelas almofadas de ECG são muito semelhantes às marcas de dentadas. Além disso, nos casos de pessoas falecidas, ocorre o processo de decomposição. Este processo de decomposição e as lesões produzidas pelos insectos produzem marcas na pele que são muito semelhantes às marcas de mordedura.[34]

Exclusividade da marca de identificação

A identificação de um suspeito através da comparação da sua dentição com uma marca de mordedura encontrada na vítima de um crime baseia-se na teoria de que a dentição de cada pessoa é única. A este respeito, a comparação das marcas de dentadas baseia-se no mesmo princípio que a identificação de uma pessoa falecida. Esta teoria é aceite pelos tribunais.

Diferentes padrões de marcas de mordidelas

As marcas de dentadas podem ser classificadas principalmente em marcas de dentadas humanas cutâneas e marcas de dentadas humanas prototípicas.

- **Marca de mordida humana cutânea**: Uma lesão na pele causada pelo contacto com os dentes (com ou sem os lábios ou a língua) que mostra o padrão de representação das estruturas orais

- **Marca de mordida humana prototípica**: Lesão de padrão circular ou oval (em forma de rosca) (em forma de anel) constituída por dois arcos opostos (de frente) simétricos, em forma de U, separados nas suas bases por espaços abertos. Na periferia dos arcos há uma série de abrasões, contusões e/ou lacerações individuais que reflectem o tamanho, a forma, a disposição e a distribuição das caraterísticas de classe das superfícies de contacto da dentição humana; foram descritas diferentes variações de marcas de mordedura prototípicas.[3] 5(Fig.4,5)

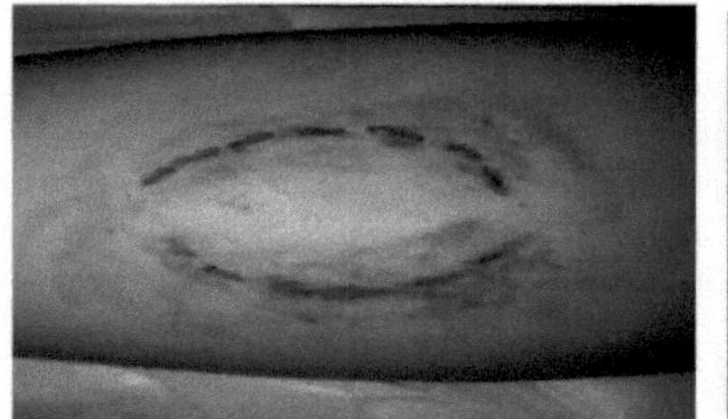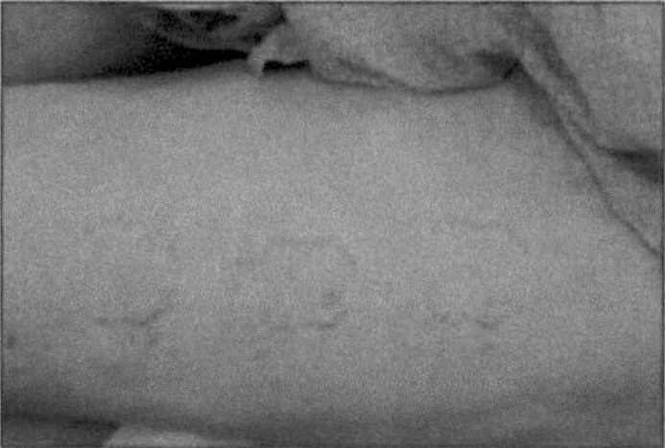

Fig .4 Marca de bitola

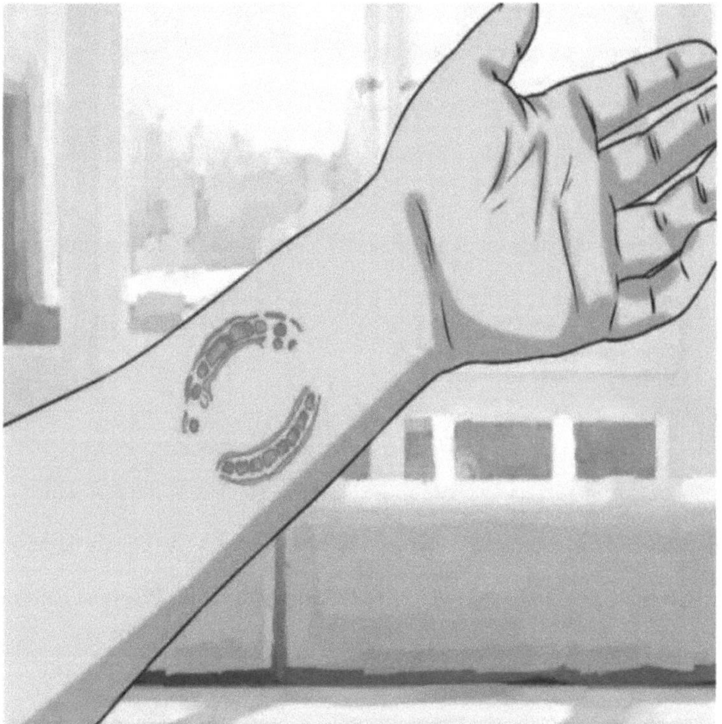

Fig.5 Marca de mordida humana

Tabela No. 1: Diferentes tipos de padrões de mordida prototípicos.

Patterns	Features
Central ecchymosis	Discoloration of the skin of the bitten area. The reasons may be: • Positive pressure from the closing of teeth with disruption of small vessels. • Negative pressure caused by suction and tongue thrusting.
Linear Abrasions, Contusions or Striations	Represent marks made by either slipping of teeth against skin or by imprinting of the lingual surfaces of teeth. The term drag marks is in common usage to describe the movement between the teeth and the skin while lingual markings is an appropriate term when the anatomy of the lingual surfaces are identified. Other acceptable descriptive terms include radial or sunburst pattern
Double Bite	A "bite within a bite" occurs when skin slips after an initial contact of the teeth and then the teeth contact again a second time.
Peripheral Ecchymosis	Due to excessive, confluent bruising
Partial bitemarks	May represents 3 distinctive patterns • One arched or half bite – when only one arch is involved. • Sometimes a single tooth or few teeth involved. • Unilateral or one-sided marks due to incomplete dentition or uneven pressure.
Indistinct/Faded Bitemarks	May shows different characteristic patterns. • Fused Arches - collective pressure of teeth leaves arched rings without showing individual tooth marks. • Solid - Ring pattern is not apparent because erythema or contusion fills the entire center leaving a filled, discolored, circular mark. • Closed Arches - the maxillary and mandibular arch are not separate but joined at their edges. • Latent – Can be visualized only with special imaging techniques
Superimposed or Multiple Bites.	This pattern may be a result of multiple bite marks at the same site.

Aspeto e factores que afectam as lesões do ponto de referência

Uma marca de mordida humana ideal tem a forma de um donut, que consiste em duas arcadas em forma de "U", representando as arcadas mandibular e maxilar, separadas uma da outra na sua base. As arcadas individuais são produzidas pelos seis dentes anteriores. Na prática, a marca de mordedura humana é maioritariamente circular ou oval, em comparação com a mordedura animal, que tem normalmente a forma de "U". Quando os dentes de apenas uma das duas arcadas entram em contacto com a pele durante a mordedura, em vez das duas marcas em forma de "U", é produzida apenas uma marca em forma de "C". Estes tipos de padrões de marcas de mordedura fornecem muito pouca informação ao investigador. O diâmetro da lesão provocada pela mordedura varia, situando-se normalmente entre 25 e 40 mm de diâmetro. A dimensão desta lesão alegadamente causada pela mordedura humana deve situar-se dentro dos parâmetros conhecidos da dentição humana. Devido à pressão criada pelos dentes que mordem e à pressão negativa criada pela língua e pelos efeitos de sucção, ocorre uma hemorragia extra-vascular que provoca hematomas no centro da lesão da marca de mordedura. Estes hematomas apresentam alterações de cor ao longo de um período de tempo, à medida que a lesão sofre um processo de cicatrização na pele de um indivíduo vivo.[36]

Factores como a força e a potência da mordedura, o vestuário que a envolve e os movimentos relativos ou a luta da vítima têm influência na profundidade da penetração e podem alterar o aspeto das marcas de mordedura. As propriedades dérmicas, a localização anatómica da mordedura, a idade da vítima e o peso são responsáveis pela distorção produzida pelas marcas de mordedura. As partes do corpo com pele solta contundem facilmente devido ao excesso de gordura subcutânea, à menor quantidade de tecido fibroso e ao tónus muscular. Observam-se mais nódoas negras em crianças, mulheres e pessoas idosas. Nas crianças, isso deve-se ao facto de a pele ser delicada e pouco aderente e à presença de gordura subcutânea. Numa pessoa idosa, a maior quantidade de nódoas negras deve-se a uma menor elasticidade e gordura subcutânea, ao passo que a maior quantidade de nódoas negras nas mulheres se deve a uma pele delicada com mais gordura subcutânea.[37]

A pele humana é um meio inadequado para o registo de marcas de mordeduras. A aparência das marcas de mordedura é influenciada tanto pelo mecanismo e forças que as produzem como pelas propriedades mecânicas da pele/tecido subcutâneo ou outro material mordido.

1. **Variação do local:** As marcas de mordedura variam de local para local porque são modificadas pelas propriedades mecânicas dos tecidos. Ex: Os tecidos do peito são, por natureza, mais macios do que os do dorso.

2. As variações direcionais em determinados locais devido a linhas de tensão pré-existentes (fibras elásticas da derme) na pele são conhecidas como **"linha de Langer"**. A flexão, extensão e rotação das marcas superficiais da pele seguem o padrão destas linhas.

3. Outros factores, como a curvatura da superfície mordida e o arrastamento durante o processo de mordedura, a estrutura e a vascularização do tecido, a medicação, os factores ambientais, etc.

4. A roupa através da qual a mordedura é infligida afecta, em certa medida, as lesões.

A idade de uma lesão é o tempo decorrido desde a sua inflição até à análise do tecido danificado. A determinação fiável da idade das lesões cutâneas antemortem requer uma análise histopatológica e histoquímica para relacionar a lesão com o momento do alegado incidente.[38]

As alterações histopatológicas e clínicas para monitorizar o tempo decorrido em lesões cutâneas associadas a marcas de dentadas são classificadas como

Quadro n.º 2:

Time	Predominant cellular infiltrate and deposits	Healing	Clinical Colour
Hours 4-8 12 16-24 24-36	Predominant cellular infiltrate and deposits Polymorphonuclear leukocytes Macrophages Polymorphonuclear leukocytes	Peripheral fibroblasts	Red-blue-purple Blue-black
Days 1-3 >3 4 4-5 6 10-14	Central necrosis Hemosiderin	Collagen fibers Capillary growth Lymphocytes Granulation tissue	Green-blue Brown-yellow-green Tan-yellow

Marcas de mordidelas individuais

Cada pessoa tem um alinhamento dentário único e estas caraterísticas únicas são suficientemente reproduzidas numa marca de mordida para identificar um indivíduo com exclusão de todos os outros. Antes desta análise, é pertinente separar a singularidade dentária utilizada nas identificações dentárias da singularidade das marcas de mordedura humanas. A utilização de registos dentários e radiografias é um método sistemático e bem validado que pouco tem a ver com as caraterísticas examinadas durante a análise de uma marca de mordedura.[39]

As marcas deixadas pelos dentes numa pessoa podem ser utilizadas para identificar um indivíduo. Uma marca de mordedura humana é normalmente descrita como uma lesão elíptica ou circular. As diferenças de tamanho e forma dos dentes podem, por vezes, ser facilmente notadas, especialmente quando os dentes estão ausentes ou são proeminentes. Uma marca de mordida nem sempre é uma representação exacta dos dentes; depende do movimento do maxilar e da utilização da língua. O maxilar inferior é móvel e exerce a maior força de mordida. O maxilar superior está normalmente parado e segura e estica a pele. O tipo mais comum de marcas de mordedura são as contusões. Na maioria dos casos, as mordeduras foram identificadas com dentes molares representados na lesão. Um padrão de arco duplo é uma apresentação comum das mordeduras humanas. Apesar das apresentações descritas em termos de localização, aspeto e gravidade, existem algumas caraterísticas básicas das mordeduras que podem ser utilizadas para as identificar. A identificação inicial de uma lesão como uma marca de mordedura é um pré-requisito para o tratamento correto das provas.[40]

Prova Bitemark

MARCAS DE DENTADAS HUMANAS COMO PROVA FORENSE

As marcas de mordeduras humanas são mais frequentemente encontradas na pele das vítimas, mas podem ser encontradas em quase todas as partes do corpo humano. As mulheres são mais frequentemente mordidas nos seios e nas pernas durante os ataques sexuais, enquanto as mordeduras nos homens são normalmente observadas nos braços e nos ombros. Em circunstâncias defensivas, como quando os braços são levantados para afastar um atacante, os braços e as mãos são frequentemente mordidos. [41]

As mordeduras podem ocorrer isoladamente, mas muitas vezes estão presentes em vários locais ou mordeduras num único local. As marcas de mordedura são, por conseguinte, lesões complexas e o seu reconhecimento e interpretação do seu significado forense dependem de uma compreensão aprofundada dos mecanismos envolvidos. As lesões por mordedura podem provar que um suspeito esteve em contacto violento com a vítima. As mordeduras podem igualmente fornecer provas de que um suspeito esteve presente num determinado crime. Uma mordedura numa criança maltratada pode indicar que outras lesões podem não ser acidentais. Para garantir a conservação deste tipo de provas, é importante que os odontologistas informem os investigadores sobre o reconhecimento e a preservação corretos das provas de mordeduras.

O papel dos odontologistas forenses é confirmar que uma determinada lesão é efetivamente uma marca de mordedura, recolher as provas necessárias tanto da vítima como do suspeito e analisar a mordedura à luz das provas recolhidas. As boas práticas incentivam os odontologistas a apresentar os seus resultados num relatório escrito, respeitando diretrizes rigorosas relativas à redação e aos níveis de conclusão.

Mas, como tal, a questão da singularidade das marcas de mordedura continua sem resposta até à data. Muitos dentistas forenses e advogados questionaram este facto e exigiram que os peritos testemunhassem a frequência relativa das caraterísticas dentárias identificadas nas marcas de dentadas. Ao examinar a capacidade dos dentistas forenses para identificar corretamente os mordedores a partir das marcas de mordedura, é possível responder à sua singularidade. Se for evidente que os odontologistas têm muita dificuldade em identificar corretamente as marcas de dentadas, a questão da singularidade tornar-se-á irrelevante.[42]

A exatidão das marcas de dentadas na pele humana tem sido a área mais debatida nas discussões sobre o significado forense. A pele é um material de registo deficiente porque é altamente variável em termos de localização anatómica, musculatura ou gordura subjacente, curvatura e soltura ou aderência aos tecidos subjacentes. A pele é altamente viscoso-elástica, o que permite a ocorrência de estiramento durante o processo de mordedura ou quando as provas são recolhidas. Eles concluíram que as mudanças na aparência da marca de mordida são susceptíveis de ser maiores à medida que a lesão envelhece. [43]

Marcas de dentadas humanas como prova física

As provas físicas podem fornecer informações significativas sobre a natureza e as circunstâncias de um crime. O regime de análise das marcas de dentadas divide-se, em termos gerais, em duas componentes principais. Em primeiro lugar, a análise métrica, que envolve a medição de caraterísticas e traços específicos; em segundo lugar, a comparação da configuração e do padrão da lesão provocada pela mordedura com a dos dentes do suspeito. Esta comparação é frequentemente designada por associação de padrões. Existem três classificações principais de caraterísticas: grosseiras, de classe e individuais.

Uma lesão semicircular com uma área central de equimose e pequenas áreas de incisão ou contusão demonstra as "caraterísticas grosseiras" das marcas de mordedura. As caraterísticas de classe podem ser definidas como as propriedades da evidência que só podem ser associadas a um grupo e nunca a uma única fonte. As caraterísticas de individualização nos dentes podem ser divididas em duas categorias principais: de desenvolvimento e adquiridas.[44]

No tipo de desenvolvimento, as caraterísticas que podem ser consideradas únicas incluem cristas marginais proeminentes, cúspides adicionais, cúspides em talão, macro ou microdontia e anomalias genéticas da forma do dente. As caraterísticas adquiridas incluem restaurações, fracturas, ajustes oclusais e desgaste oclusal. Estas caraterísticas fornecem aos odontologistas o pormenor necessário para permitir que uma única pessoa seja identificada como o mordedor.[45]

Marcas de mordeduras humanas como prova biológica

Relativamente à singularidade e reprodutibilidade, os investigadores voltaram-se para as provas biológicas. Inicialmente, estas provas limitavam-se à tipagem sanguínea de manchas de saliva utilizando grupos de antigénios ABO.

Alguns autores descobriram que a saliva depositada por uma mordedura podia ser recolhida, utilizando uma técnica de esfregaço duplo, e que produziria ADN para análise forense. Atualmente, é possível recolher e analisar o ADN das mordeduras das vítimas.

Utilizando a técnica de PCR (Reação em cadeia da polimerase), a análise do ADN desempenhará um papel cada vez mais crucial na investigação de lesões causadas por mordeduras. A degradação, os custos e as agressões ambientais podem restringir a utilização da análise do ADN. No entanto, a análise do ADN representa o método mais científico e defensável de análise de marcas de dentadas.[46]

Marcas de mordedura humana como prova psicológica

Alguns cientistas elaboraram os aspectos psicológicos das marcas de dentadas e, ao fazê-lo, elucidaram três dimensões motivacionais.

Mordedura impulsiva por raiva

Diz-se que a mordida impulsiva de raiva resulta frequentemente de frustração e incompetência em lidar eficazmente com situações de conflito por parte do agressor e é regida pelo tipo de raiva.

Mordedura sádica

Diz-se que a mordida sádica satisfaz a necessidade de poder, domínio, controlo e omnisciência.

Mordedura ego-canibal

É uma tentativa de satisfazer as exigências do ego, aniquilando, consumindo e absorvendo as essências vitais da vítima.

Todas estas categorias indicam um nível de violência. A partir daí, o investigador pode inferir o estado mental do agressor. As teorias actuais sugerem que as técnicas psicológicas, como a teoria da construção pessoal, também podem ser aplicadas às marcas de dentadas.[47]

Análise Bitemark

A análise do sinal de identificação desempenha um papel importante na medicina dentária forense. Inclui o registo do bitemark e da dentição suspeita, a comparação da dentição e do bitemark, a inspeção de semelhanças e dissemelhanças.

Na análise de marcas de mordida, a premissa fundamental é analisar a singularidade da dentição humana. Esta premissa baseia-se principalmente em dois pressupostos:

❖ Singularidade da dentição humana no que respeita ao posicionamento dos dentes na maxila

❖ Como essa individualidade é replicada na pele humana.

Na administração da justiça, a análise dos sinais de mordedura pode ser utilizada como prova no sistema judicial. Nestes casos, é feita uma comparação entre as lesões registadas no bitemark e a dentição do suspeito, enquanto na identificação humana é feita uma comparação entre o registo dentário post-mortem da vítima e os dados dentários ante-mortem.

Um dos métodos mais comuns utilizados na determinação dos sinais de mordedura são as técnicas de comparação da morfologia da dentição com estas caraterísticas nas fotografias em tamanho real da lesão, utilizando sobreposições transparentes ou com a ajuda de programas informáticos.

Recentemente, os investigadores estão mais concentrados na utilização da tecnologia 3D na análise do sinal de mordida, uma vez que tanto a dentição do mordedor como o sinal de mordida formado são fenómenos 3D.[48]

MÉTODO DE RECOLHA DE PROVAS DE MARCAS DE DENTADAS

As marcas de mordedura são deixadas na vítima (pelo agressor) ou no agressor (pela vítima) ou num objeto inanimado encontrado no local do crime. As marcas de mordedura humanas na vítima são mais frequentemente encontradas na pele e nos tecidos moles de todas as partes do corpo.

DA VÍTIMA

a) Esfregaços de saliva do local da mordedura

A utilização do sinal de mordida como prova biológica é um método objetivo em odontologia forense. O foco é o conteúdo salivar no sinal de mordida que pode ajudar na identificação do suspeito. É possível utilizar técnicas fotográficas avançadas para localizar as manchas de saliva, mesmo na ausência de marcas de mordedura. Estas marcas são consideradas como uma fonte potencial de provas de ADN. A técnica mais utilizada no esfregaço de saliva é o método de esfregaço duplo, em que são utilizados cotonetes esterilizados húmidos e secos. O esfregaço de saliva é efectuado antes da fotografia. São também recolhidas amostras de ADN da vítima para analisar a interpretação de possíveis misturas. O material das amostras deve ser analisado o mais rapidamente possível, ou então recomenda-se o armazenamento congelado e o transporte a frio.

b) Fotografias

A primeira técnica não invasiva para documentar o sinal de mordida é a fotografia. É o aspeto mais crucial da gestão da maioria dos casos de odontologia forense à medida que avançam e se tornam parte de um futuro processo judicial. [49]

Fotografia com luz visível

O método mais comum de documentar os sinais de marca de mordida é a utilização de equipamento fotográfico convencional fabricado para o espetro de luz visível. Neste caso, a imagem é registada tal como é vista pelo olho humano no momento em que a imagem é captada. Na fotografia tradicional a cores, a luz visível que incide sobre a pele apresenta quatro fenómenos: reflexão, absorção, fluorescência e difusão. Nas fotografias bitemark, o que aparece é a combinação de todos estes fenómenos. Na fotografia forense, são utilizados vários tipos de escalas fotográficas. A utilização de uma escala fotográfica é obrigatória, uma vez que proporciona uma referência visível que mostra o tamanho dimensional do sinal de punção. A escala ABFO n.º 2, concebida por Hyzer e Krauss, é a mais utilizada para a fotografia de marcas de mordida.[50]

Fotografia com luz não visível

A. **Fotografia de infravermelhos**

A luz infravermelha (IR) é utilizada na fotografia de tecidos lesionados devido a algumas propriedades especiais. Quando os dentes ou outros objectos esmagam o tecido, provocam hemorragias subdérmicas. É utilizada para captar o extravasamento de sangue sob a superfície da pele. A técnica de infravermelhos utiliza as propriedades de reabsorção da luz em áreas de hematomas e, nas fotografias resultantes, esta aparece a preto. A fotografia de infravermelhos é também utilizada em pele em decomposição ou mumificada para localizar e documentar pontos de hemorragia abaixo da superfície da pele e para realçar pormenores de tatuagens.

B. Fotografia ultravioleta

A fotografia ultravioleta (UV) é utilizada na documentação de marcas de mordedura devido à sua capacidade de acentuar os pormenores da superfície da pele danificada. A superfície subepitelial, bem como a superfície da pele, é danificada durante o ato de morder. Produtos sanguíneos como a hemoglobina e a melanina são libertados no local lesionado. À medida que a ferida cicatriza, estes produtos migram para a superfície da pele. O aumento da absorção e a diminuição da reflexão da luz ultravioleta devem-se ao aumento da deposição de melanina na superfície da pele. A aparência do padrão da lesão é melhorada nas fotografias ultravioleta. São necessários equipamentos e técnicas especiais para a fotografia UV. A fotografia UV é utilizada para registar os pormenores da marca de mordida na pele que parece cicatrizada à luz visível para o olho humano.

C. Imagem de luz alternativa

As imagens de luz alternativa (ALI) são técnicas fotográficas especiais utilizadas para documentar lesões que não são visíveis a olho nu. As técnicas fotográficas fluorescentes podem ser utilizadas para distinguir entre a pele saudável adjacente e a pele lesionada. A pele saudável fluoresce em contraste com a área lesionada da pele. É normalmente efectuada num ambiente totalmente escuro, utilizando uma fonte de luz ALI especificamente sintonizada.

D. Fotografia de espetro total

A fotografia de espetro total é utilizada para recolher todas as provas disponíveis em casos de abuso humano e de marcas de mordedura. As quatro reacções da pele quando atingida por radiação electromagnética são utilizadas na fotografia digital de espetro total de lesões com padrões. A utilização mais significativa da fotografia digital de espetro total em odontologia forense é em casos de marcas de mordida. Neste caso, a imagem fotográfica em tamanho real é utilizada para comparação com muitos suspeitos de terem sido mordidos. Quando capturados nos protocolos fotográficos visível, UV, IR e ALI, os pormenores destas lesões com marcas de mordedura parecem diferentes. Quando os quatro protocolos são utilizados na criação de imagens fotográficas, o volume de provas a analisar aumenta, o que, por sua vez, aumenta o valor e a força das provas à medida que se avança para uma resolução legal.[51]

I. Impressões Bitemark

São utilizados diferentes tipos de materiais de impressão para as impressões de marcas de mordida. Os mais utilizados são o gesso de Paris, o alginato, os silicones, a pedra de moldagem, etc., mas o mais utilizado é o **polivinil siloxano**. A vantagem do polivinil siloxano é o facto de poder ser vertido várias vezes em caso de erro. No protocolo bitemark, a fotografia e o esfregaço salivar para DNA precedem a tomada de impressões. São efectuadas impressões da arcada completa. Antes de efetuar as impressões, o corpo deve estar livre de contaminantes. Como os materiais de moldagem têm um prazo de validade limitado, o número do lote e a data de validade do material devem ser monitorizados e registados.

c) Provas tridimensionais

Modelação tridimensional de provas

A estereolitografia é o processo que utiliza lasers ultravioleta de alta potência direcionados para uma bacia de resina de polímero líquido para solidificar áreas específicas dentro da resina. O laser ultravioleta dirigido por computador solidifica o polímero fotossensível em secções transversais, camada sobre camada, para produzir um modelo físico à base de polímero. O processo baseia-se no princípio físico de que o líquido pode transformar-se rapidamente num sólido quando exposto à radiação ultravioleta. Estas camadas são construídas de baixo para cima, cada camada com apenas milésimos de polegada de espessura. O resultado é uma cópia física 3D exacta do modelo virtual do computador. Em medicina dentária, a mais recente tecnologia SLA é utilizada para fabricar objectos sólidos ou flexíveis com detalhes finos a partir de desenhos, projectos ou ficheiros CAD 3D.[52]

- Técnica de moldagem de lesões

Existem vários materiais de moldagem aprovados pela Associação Dentária Americana (ADA). Os mais recomendados são materiais estáveis em termos dimensionais a longo prazo, como o polivinilsiloxano ou um poliéter. As impressões são feitas utilizando sistemas de dispensa, como seringas de mistura estática, que utilizam bombas manuais acionadas por roquete para expressar o material de impressão através de bicos de mistura. Estes sistemas são igualmente úteis para a realização de moldagens de marcas de mordida, uma vez que o material misturado pode ser aplicado diretamente no local da lesão. As seringas de mistura estática reduzem a possibilidade de inclusão de bolhas de ar na impressão final. Neste caso, são fabricados três modelos de pedra, nomeadamente um modelo de trabalho para cada um dos dois potenciais examinadores de odontologistas forenses nas suas análises e um modelo original para ser guardado em segurança e para possível apresentação em tribunal.

Para preparar a área de impressão, as mãos devem ser lavadas e devem ser colocadas luvas de vinil estéreis antes de entrar em contacto com o tecido ou objeto mordido. As propriedades de presa de alguns materiais de impressão são inibidas pelas luvas de látex. O tempo de presa varia entre 20 e 30 minutos, dependendo da temperatura corporal e dos tempos de trabalho típicos do material.

O material de moldagem deve ser aplicado no local da lesão, tendo o cuidado de evitar a criação de espaços vazios ou bolhas, e deve cobrir completamente a área das abrasões, reentrâncias ou lacerações associadas ao padrão.[53]

Para assegurar a adesão correta e permanente do aparelho à impressão, podem ser incorporados dispositivos de retenção micromecânicos, tais como clipes de papel, utilizar adesivo de moldeira dentária ou unir as duas partes com adesivo de cianoacrilato. Quando o material estiver completamente endurecido, a impressão pode ser removida levantando-a cuidadosamente por um dos bordos e levantando-a e rolando-a suavemente para longe da superfície do sinal de mordida. Depois disso, podem ser efectuados moldes em pedra do bitemark.[54]

- Moldes de estudo

Os moldes de estudo são feitos a partir das impressões do bitemark. É importante identificar, preservar e armazenar o modelo inicial num local seguro e num recipiente específico. O molde dentário do suspeito também é feito e registado para comparação direta ou indireta. (Fig.6)

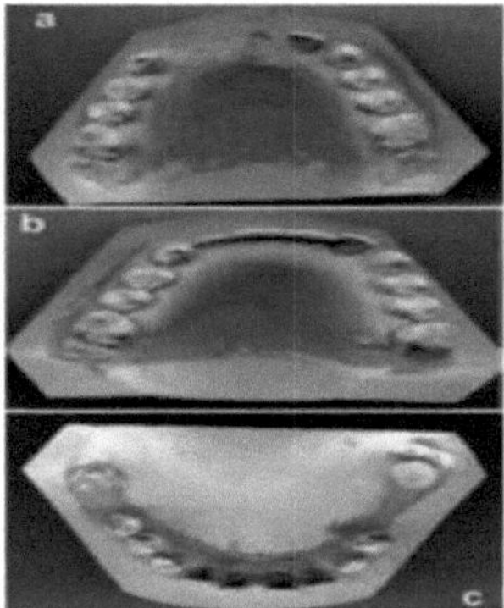

Fig.6 Elenco de suspeitos

DO SUSPEITO

Impressão da arcada dentária

As impressões da arcada dentária são tiradas diretamente do suspeito utilizando o método convencional. São utilizados diferentes tipos de materiais de impressão, como alginato e silicone. (Fig.7)

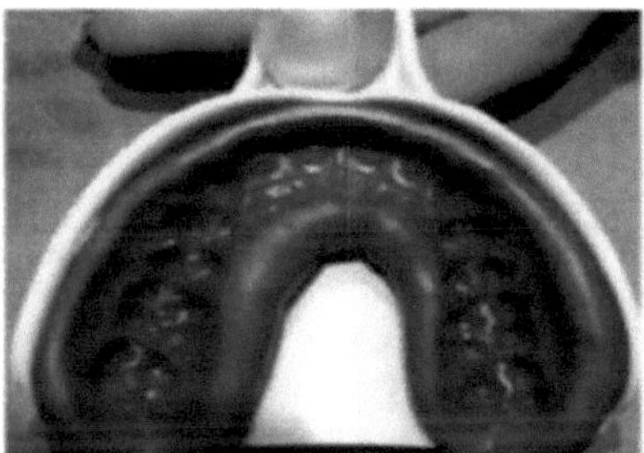

Fig. 7 Impressão da dentição de um indivíduo utilizando material de impressão de base de borracha

Digitalização 3D da arcada dentária

Existem dois tipos de digitalização 3D: a digitalização direta e a indireta. A arcada dentária do suspeito pode ser digitalizada diretamente utilizando um scanner intra-oral. Existem diferentes tipos de scanners intra-orais de diferentes fabricantes disponíveis no mercado. A digitalização indireta é feita através da digitalização do molde da arcada dentária, que é feito por métodos convencionais. A digitalização 3D pode ser muito eficiente, uma vez que poupa tempo e tem também opções de armazenamento digital.

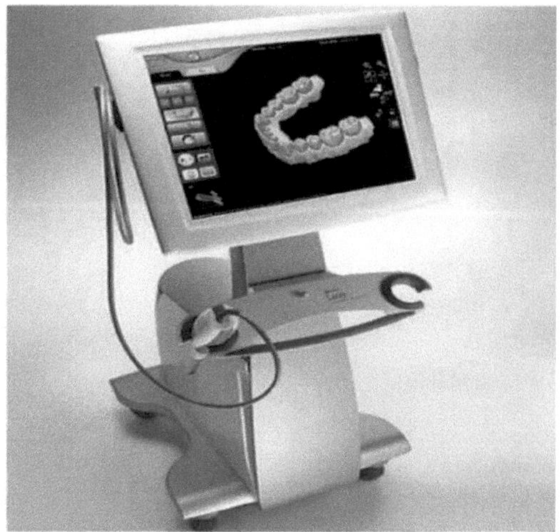

Fig. 8 Scanner 3D

MÉTODOS DE ANÁLISE DE MARCAS DE DENTADAS

ANÁLISE INVASIVA

Incisão, excisão e preservação de tecidos

O patologista efectua uma incisão ou uma biopsia de uma amostra de tecido de uma lesão com padrão de marca de mordida para determinar a profundidade da hemorragia subepitelial ou dérmica e tentar determinar a idade da lesão.

É necessário excisar o ferimento provocado pelo sinal de mordida numa vítima morta para facilitar a preservação das provas e permitir um tipo adicional de análise. A excisão de tecidos não é universalmente recomendada. Quando o padrão de lesão se encontra numa área visível, como o rosto, o procedimento não deve ser utilizado. Deve ser considerado o valor das informações obtidas com a excisão do tecido em comparação com outras técnicas de recolha de provas, como o ALI, o IR e a fotografia ultravioleta. Quando este tecido é excisado, deve ter-se o máximo cuidado para manter a forma anatómica original do tecido tanto quanto possível, evitando ao mesmo tempo a distorção do padrão de mordedura. A secção removida inclui normalmente a epiderme, a derme e o tecido adiposo subjacente, que pode, se indicado, ser removido após a excisão, tendo o cuidado de não incisar a parte inferior do tecido imediatamente abaixo da marca da mordedura. A amostra inteira deve então ser colocada num recipiente e imersa num fixador de formaldeído a 4% tamponado ou formalina a 10% (por volume). Pode ser utilizada uma mistura alternativa de 5 ml de formaldeído a 40%, 5 ml de ácido acético glacial a 99% e 90 ml de etanol a 70%, durante um mínimo de 10 horas, para preservar a pele.[55]

Transiluminação

A transiluminação de tecidos é o processo de visualizar um tecido excisado por retroiluminação e observar a aparência resultante do lado oposto da fonte de luz. A observação do lado da pele do tecido permitirá uma orientação da mordedura e, por vezes, aumentará a visibilidade dos padrões individuais de contusão causados pelos dentes. Isto pode ser conseguido colocando a amostra excisada numa placa de vidro, cobrindo-a com uma caixa de luz e iluminando-a a partir de baixo. [56]

ANÁLISE NÃO INVASIVA

Descrição da lesão

O Grupo de Trabalho Científico sobre Análise de Materiais publicou diretrizes para a elaboração de relatórios de peritos, destinadas principalmente aos laboratórios criminais. Estes princípios foram aplicados pelas diretrizes da ABFO para a análise de marcas de mordedura e elaboração de relatórios. A descrição destas lesões inclui dados como a cronologia e o historial da mordedura, a localização anatómica e uma descrição do seu aspeto, utilizando terminologia que inclui o contorno da superfície, as caraterísticas dos tecidos, a profundidade da lesão e o grau de contusão.

O tipo de lesão também deve ser indicado utilizando termos descritivos, como hemorragia petequial, contusão, abrasão, laceração e avulsão. Os odontologistas devem também determinar e descrever cada arcada representada na lesão com marca de mordida em termos de orientação maxilar e mandibular e, quando possível, identificação, localização e posição relativa de cada dente.[57]

Descrição da dentição

Para cada pessoa de interesse, ou suspeita de morder, deve ser incluída no relatório uma descrição pormenorizada da dentição. O tamanho e a forma da arcada devem ser registados com base nos moldes do estudo. Deve ser incluída no relatório uma explicação específica das caraterísticas dentárias, tais como rotações, dentes partidos, soltos ou em falta, bordos incisais lascados ou fracturados e quaisquer outras condições dignas de nota sobre o perfil incisal da pessoa.

Análise da relação de dimensão

Uma investigação recente, efectuada em condições laboratoriais controladas, sobre a distorção do sinal de mordedura na pele de animais e cadáveres humanos confirmou o que se sabe desde o início da interpretação do sinal de mordedura: a pele deforma-se sob a pressão da mordedura. Afirma que estas deformações podem ser influenciadas pela idade, peso, estrutura do tecido subjacente e condição física da pessoa mordida (Bush et al., 2009). A investigação científica futura em indivíduos vivos irá provavelmente proporcionar uma melhor compreensão das propriedades biomecânicas da pele humana viva durante e após a mordedura.

Uma vez que a interpretação do padrão dentário de um suspeito de mordedura na pele ou num substrato não humano tem de ter em consideração estes diferentes graus de distorção, o odontologista pode começar por considerar o reconhecimento do padrão em vez das dimensões reais medidas da lesão.

Nos casos em que a BMPI apresenta poucas ou nenhumas caraterísticas individualizantes visíveis, recomenda-se vivamente que os odontologistas evitem emitir pareceres que associem um mordedor individual a essa lesão e que, em vez disso, se debrucem sobre as provas biológicas recolhidas a partir da marca de mordedura e sobre as outras provas associadas. A probabilidade de falsas identificações ou de exclusão pode ser grandemente reduzida. Os odontologistas prudentes devem ter em conta todos estes factores no processo de análise, a fim de evitar influenciar os júris ou os juízes para que emitam um veredito errado.[58]

TÉCNICAS DE COMPARAÇÃO

Não devem ser efectuadas comparações entre lesões com padrão e provas recolhidas de suspeitos de mordedura até que a análise da lesão com padrão esteja concluída e o odontologista tenha determinado que a lesão com padrão foi causada por dentes e que o padrão é suficientemente claro, contendo caraterísticas suficientemente distintas e discerníveis para justificar comparações.[59]

Plano incisal

Esta técnica envolve o exame da relação entre os bordos de mordida dos dentes e os padrões individuais criados pela mordida. Ao examinar cuidadosamente o plano incisal dos modelos de pedra dentária de cada mordedor potencial, o analista do sinal de mordida pode desenvolver uma opinião sobre a probabilidade de os dentes de cada mordedor, comparados pelo seu tamanho, forma, posição e integridade do bordo incisal, estarem (ou não) ligados ao padrão do sinal de mordida.

A relação do plano incisal é um dos aspectos mais negligenciados na análise das dentições de mordedores suspeitos por muitos analistas de marcas de mordida.

Ao considerar cuidadosamente as alturas individuais e colectivas dos bordos incisais e os contornos de cada arcada de um dente suspeito de ser um mordedor, o analista pode ser capaz de interpretar e compreender a possibilidade de essas caraterísticas individuais e colectivas dos dentes serem capazes de criar o padrão de lesão observado no bitemark.

Comparação direta

Depois de identificar o potencial mordedor, o seu molde dentário é utilizado para comparação direta com as marcas dentárias na pele. As fotografias, que são representações bidimensionais de um objeto tridimensional, são as únicas provas recolhidas em muitos dos casos de marcas de mordedura. Neste caso, os modelos tridimensionais dos dentes do suspeito são comparados com as provas fotográficas. Também é possível fazer uma comparação direta da mordida do suspeito com o tecido excisado ou com a impressão do sinal de mordida.

Comparação indireta

Na maioria dos casos de marcas de mordedura, as únicas provas recolhidas são fotografias. Estas são representações bidimensionais de objectos tridimensionais e, na maioria das vezes, são comparadas com uma representação bidimensional da superfície de mordedura dos dentes do suspeito em sobreposições transparentes. Estas sobreposições são feitas representando os bordos de mordedura dos modelos dentários em pedra dos dentes suspeitos de terem mordido, utilizando uma técnica assistida por computador.

Os modelos de pedra 3 D podem ser utilizados para produzir amostras de mordeduras na pele de voluntários ou noutros materiais que sirvam de substitutos de tecidos. Para maior clareza, podem ser produzidas sobreposições em suportes transparentes da BMPI ou da dentição do suspeito de mordedura, embora esta última seja mais comum.[60]

Sobreposições

As sobreposições são utilizadas para comparar os bordos de mordedura da dentição de um suspeito de morder com a fotografia do bitemark. São utilizadas folhas de acetato incolores e transparentes para transferir as informações dos moldes dentários. Os bordos de mordedura são marcados nas folhas transparentes. Existem diferentes tipos de sobreposições, como as sobreposições de volume oco, em que apenas os bordos são delineados, enquanto na sobreposição de volume preenchido os bordos podem ser preenchidos e na sobreposição composta, a imagem real do dente é captada dentro do contorno. A abordagem mais comum na análise de marcas de mordida é a comparação das fotografias da lesão com sobreposições dos dentes do suspeito. (Fig.9,10)

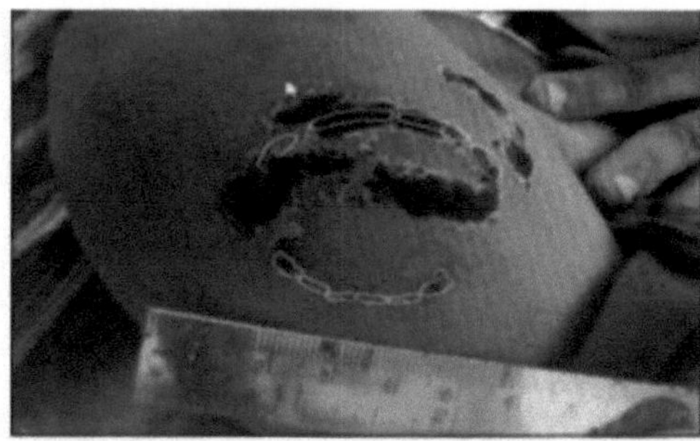

Fig.9 Sobreposições de moldes digitalizados combinados com bitemarks

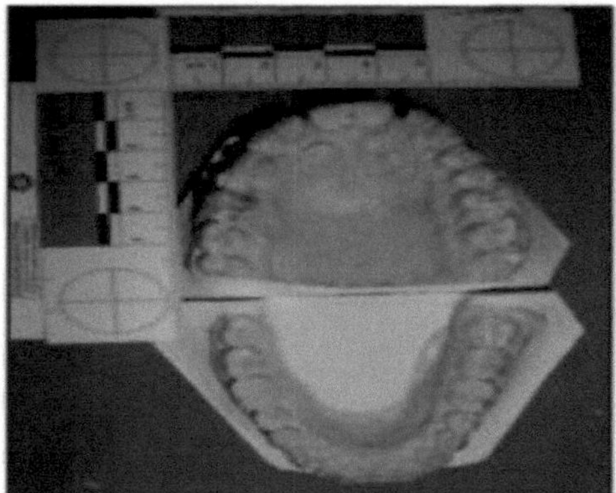

Fig. 10 Sobreposições preparadas com moldes digitalizados de suspeitos

Tomografia Axial Computorizada (TAC)

A digitalização CAT de modelos de dentes como um auxílio para a análise de marcas de mordida foi usada no lugar de sobreposições de acetato desenhadas à mão da configuração da borda incisal dos dentes anteriores de uma pessoa. Este trabalho original foi publicado como um relatório de caso, descrevendo a técnica num caso de abuso de crianças, em que os autores criaram modelos digitalizados em CAT da dentição dos dentes dos suspeitos mordedores (Farrell et al., 1987.

Comparação tridimensional (3D)

A tecnologia tridimensional é utilizada para analisar a inflição de uma mordida, que é um acontecimento tetradimensional no espaço-tempo. Para a análise tridimensional, todos os materiais de estudo, dentes e marcas de mordida devem ser digitalizados por um scanner 3-D. Um objeto pode ser digitalizado por um braço móvel que é posicionado manualmente ou por um que é totalmente controlado por uma máquina. São utilizados diferentes tipos de software comparativo na análise 3D. A comparação tridimensional é efectuada através da utilização de sobreposições 3D e da análise morfométrica geométrica

Software de análise de bitemark

A análise de marcas de bits com a ajuda de uma técnica baseada em computador requer software. Um dos programas mais utilizados para a sobreposição de comparações de marcas de mordida é o Adobe Photoshop. Outro software, o Dental Print, foi desenvolvido pelo Departamento de Medicina Legal e Odontologia Forense da Universidade de Granada, para gerar sobreposições de comparação a partir de imagens 3D dos moldes dentários do suspeito. Martin-de las Heras et.al, em 2007, realizaram um estudo para determinar os valores de fiabilidade intra e interexaminadores, sensibilidade, especificidade e validade do software Dental Print e compararam-no com o software Adobe Photoshop.[61]

NOVOS AVANÇOS NA ANÁLISE DE MARCAS DE DENTADAS

Scanners 3D na análise de marcas de dentes

Um scanner 3D recolhe dados geométricos da superfície de um objeto e ajuda na reconstrução da forma do objeto. Existem dois tipos de scanners 3D que são utilizados na análise de marcas de dentes: os scanners de contacto e os scanners a laser. Os scanners

3D de contacto (ponto a ponto ou linear) analisam a superfície do objeto com a ajuda de uma sonda com uma ponta de aço duro ou safira e a posição espacial da sonda é determinada por uma série de sensores internos que, por sua vez, resultam na reconstrução do objeto a partir das nuvens de pontos. Nos scanners laser 3D, um feixe laser é emitido e detectado para registar a geometria do objeto por triangulação. Para recolher dados de todos os lados e reconstruir o objeto, são efectuados vários disparos a partir de diferentes posições. É utilizado um sistema de referência para coordenar todos os disparos e criar um modelo completo reunindo as digitalizações individuais.

Um dos principais inconvenientes da digitalização 3D por contacto é o longo tempo necessário para recolher um número adequado de pontos, especialmente ao digitalizar uma geometria complexa. O scanner de contacto mais rápido só pode funcionar a algumas centenas de Hertz, ao passo que um scanner laser pode funcionar a 10-1000kHz. Os scanners de contacto também têm dificuldade em digitalizar superfícies côncavas.

Outra desvantagem é a necessidade de contacto físico com o objeto. A digitalização 3D a laser tem muitas vantagens e estão a ser feitos vários esforços para melhorar a precisão.[62]

Análise morfométrica geométrica

A análise morfométrica geométrica (GM) é utilizada para descrever e comparar as formas biológicas e tem sido utilizada na análise de marcas de mordida. O contributo significativo da GM é a definição matemática clara da forma e do tamanho. A análise quantitativa da forma é efectuada através da captura da geometria das estruturas morfológicas de interesse e a informação é preservada por análise estatística. As novas técnicas de imagiologia digital promoveram as localizações dos pontos de referência como coordenadas. Este método ajuda a avaliar estas configurações de pontos de referência que permitem a investigação tanto da forma como do tamanho.

Vários estudos sobre a análise de marcas de bitola são efectuados com a ajuda do processo de marcação. São colocados pontos de referência na superfície de um objeto para estudar as medidas entre os pontos considerados. Keiser et al., em 2007, utilizaram um método morfométrico geométrico baseado em dados de marcas de referência e semi-marcas para estudar as diferenças de tamanho e forma dos dentes anteriores superiores e inferiores. A vantagem da marcação do terreno é a óptima reprodutibilidade da medição e a possibilidade de realizar análises morfométricas geométricas. Para facilitar a captura morfológica de um objeto virtual, os pontos de referência são convertidos em coordenadas cartesianas. São utilizados diferentes tipos de software específicos para a criação de pontos de referência.

Para comparar formas, que são representadas como um conjunto de dados de pontos de referência, é obrigatório sobrepor os conjuntos de dados. No método GM, a forma do objeto é separada do tamanho do objeto. O método de Procrustes e o método de Procrustes -SP são utilizados na sobreposição de dados. No método de Procrustes, o tamanho do objeto não é considerado um fator importante, mas no método de Procrustes -SP, também designado por análise do tamanho e da forma, este é um aspeto importante dos dados. Ambos os métodos actuam minimizando a soma das distâncias quadradas entre pontos de referência correspondentes em dois ou mais espécimes, transladando e rodando os espécimes de modo a que coincidam o melhor possível

Análise digital

As ferramentas digitais disponíveis nos programas de software gráfico, como o adobe photoshop e outros programas semelhantes, permitem medições exactas da largura e angulação dos dentes (Johansen e Bowers, 2000; Bernitz et al.,2006; Kieser et al.,2007)

Dependendo da profundidade com que os dentes são pressionados na cera, as medidas mesiodistais das bordas incisais serão diferentes para cada dente. Novamente, as larguras dos dentes impressos variam entre os dentes da mesma arcada, porque a maior dimensão mesiodistal dos dentes individuais da mesma arcada não está no mesmo plano axial. As medições serão inconsistentes entre múltiplos esforços, a menos que o processo seja repetido usando exatamente a mesma força aplicada a partir do mesmo ângulo de incidência.[63]

LIMITAÇÕES DA ANÁLISE DAS MARCAS DE DENTADAS

A pele é um material muito resistente e elástico. A pele estica-se durante a mordedura devido às fibras elásticas na derme. Este efeito é apenas temporário. Devido a uma ação de controlo de danos levada a cabo pelas células cutâneas, a pele volta à sua posição normal se não for afetada para além do seu limite. Tem também a capacidade de formar uma nova camada de pele na área afetada para além do seu limite. A dinâmica da mordedura leva a diferentes aparências das marcas de mordedura criadas pelo mesmo mordedor em casos que envolvem múltiplas marcas de mordedura. A análise das marcas de mordedura é claramente subjectiva. Esta propriedade interpretativa da ciência deu origem a questões sobre a validade, a exatidão e a fiabilidade da análise das marcas de mordedura.

A odontologia forense e a biologia molecular têm grande importância na prática pericial quando pensamos num médico dentista que entra na equipa de investigação forense para um caso de marca de mordida. É necessário alargar o tema dos estudos, de forma a estabelecer protocolos que permitam ferramentas adicionais na investigação criminal. A análise de marcas de mordida tem sido aprovada pelos tribunais, mas ainda há um longo caminho a percorrer antes de se tornar uma forma de prova pericial.[64]

Exame das marcas de mordedura

Um método comum de comparação de marcas de mordedura consiste em utilizar sobreposições transparentes para registar os bordos de mordedura dos dentes de um suspeito e compará-los com a amostra do local do crime. Estas são frequentemente desenhadas em folhas de acetato, que podem depois ser colocadas umas sobre as outras para comparação. Se for possível, será feito um molde dentário da marca de mordedura para posterior comparação com uma amostra do suspeito.

A história clínica:

A maioria das marcas de dentadas são encontradas nos seguintes tipos de homicídios: -

1) A vítima de homicídio envolvida em atividade sexual na altura da morte.

2) A vítima de homicídio de criança agredida. Zonas do corpo mais susceptíveis de serem mordidas durante as agressões: Seios (por exemplo, agressão por motivos sexuais), braços, pernas, rosto, cabeça, abdómen, costas, ombro, nádegas, órgãos genitais femininos, mãos/dedos, peito, orelhas/nariz, pescoço, órgãos genitais masculinos. Quando confrontado com uma pessoa que alegadamente foi mordida,

deve ser averiguado o historial da mordedura/agressão: -

- Quando é que a mordidela foi infligida?

- Que parte (s) do corpo foi mordida?

- Em que posição (ões) se encontravam as partes mordidas na altura?

- A mordedura foi efectuada através do vestuário? Esta roupa já foi submetida a exame?

- A pele foi lavada desde a agressão?

- A pessoa sofre de alguma doença suscetível de ter influenciado o aparecimento de uma marca de mordedura/contusão? (por exemplo, diáteses hemorrágicas ou perturbações da coagulação, etc.). O quadro n° apresenta os tipos de lesões cutâneas.

As lesões observadas com marcas de mordedura incluem abrasões, lacerações, contusões/contusões, petéquias, indentações, eritema e perfurações. (Fig.11)

Quadro n.º 3: As marcas de mordedura foram divididas em sete classificações

Artifact	Where a piece of flesh or body part is completely removed or bitten off piece of body
Abrasion	Undamaging mark on the skin or bruise without damage to the skin
Avulsion	Removal of the skin
Contusion	Ruptured or broken blood vessels
Hemorrhage	A small bleeding spot
Incision	Neat puncture of the skin
Laceration	Torn or punctured

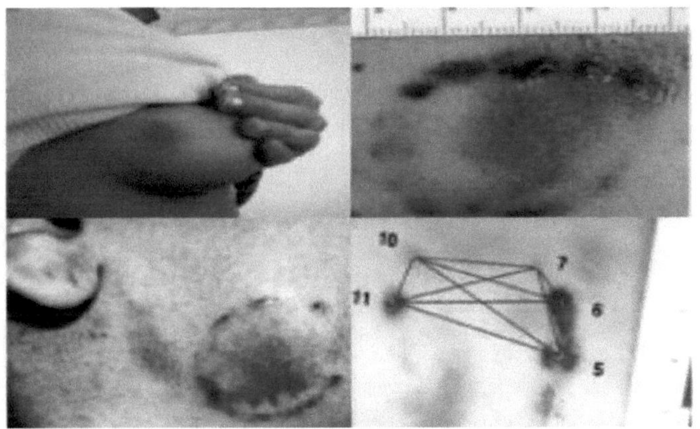

Fig. 11: Em casos de agressão sexual, provas de "vasos sanguíneos rompidos ou

quebrados" e

análise das respectivas

investigações.

Todas estas categorias indicam um nível de violência. A partir delas, os investigadores podem inferir o estado mental do agressor. O aparecimento de uma marca de mordedura depende de uma série de variáveis diferentes, tais como:

- Localização anatómica (deposição de gordura, tecido duro subjacente, espessura da pele Elasticidade e vascularização)

- Número de dentes em contacto com a pele

- Quantidade de força

- Direção e tipo de ação de morder

- A oclusão do mordedor e a saúde oral

- Se a vítima estava viva quando a mordedura foi infligida.

Nas vítimas vivas, o efeito da cicatrização altera o aspeto de uma marca de mordedura ao longo do tempo. As mordeduras post mortem não apresentam o eritema e as contusões clássicas que se encontram nas mordeduras ante mortem. As mordeduras também podem ser encontradas em géneros alimentícios e, menos frequentemente, numa variedade de outros materiais, como pastilhas elásticas e toalhas de papel.

Estes são depois divididos em quatro graus de impressão, que, quando analisados, podem ajudar a determinar o tipo de violência exercida e podem ser utilizados como circunstâncias agravantes.

o   Pressão significativa

o   Pressão de primeiro grau

o   Pressão violenta

o   A pele é violentamente arrancada do corpo

As lesões da marca de mordida (Fig.11) e os dentes suspeitos possuem caraterísticas físicas pertinentes que são passíveis de medição digital. As mais óbvias são:

A distância de cúspide a cúspide

A forma da arcada bucal

A evidência de um dente desalinhado

A largura e a espessura, o espaçamento entre os dentes

Falta de dentes

As curvas das arestas dentadas

A medicina dentária única

Os padrões de desgaste, como lascas ou esmerilhamento.

A largura do arco

A posição Labiolingual

68

A posição de rotação.

Todos eles são examinados em pormenor e depois comparados (Tabela No 4), de preferência num teste cego em que os odontologistas não sabem quais as impressões dentárias que pertencem ao suspeito. No mínimo, o padrão de lesão em si deve ser completamente analisado antes de se olhar para os dados do suspeito.[65]

Tabela n.º 4: Comparar dados entre os suspeitos e o tipo de marca de dentada

Bite mark	Suspect
Upper Jaw Distance	Upper Jaw Distance
Cuspid to cuspid	Cuspid to cuspid
Distance from tooth 6 to tooth 10	Distance from tooth 6 to tooth 10

Etapas do registo da marca de mordedura (Diretrizes da ABFO de 1986)

O American Board of Forensic Odontology (ABFO) estabeleceu determinadas diretrizes para a recolha e análise de marcas de dentadas da vítima e de suspeitos. As etapas envolvidas no registo de marcas de mordedura são apresentadas no quadro seguinte. (Fig.12)

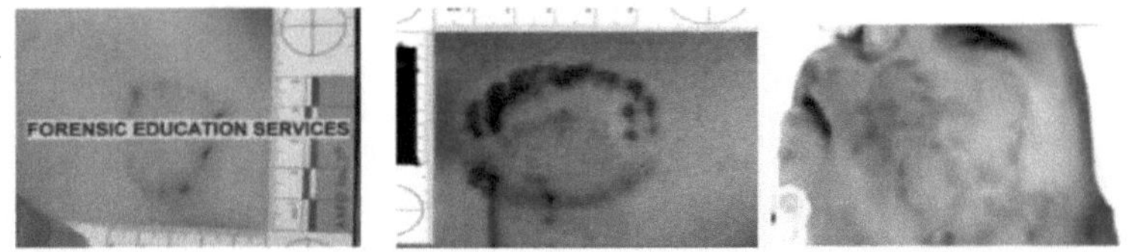

Fig. 12. As imagens mostram os tipos de graus aplicados à pele em diferentes crimes

Quadro n.º 5: Etapas envolvidas no registo da marca de fogo

From Victim	From Suspect
Consent	Consent
History	History
Documentation	Clinical Examination
Photography	Photographs
Saliva swab	Impressions
UV illumination	Bite samples
First aid	

Obtenção de provas junto da vítima

Consentimento: A recolha de provas junto da vítima só deve ser iniciada após a obtenção do devido consentimento. O consentimento escrito deve ser assinado pela vítima na presença de uma testemunha.

Documentação do historial: Deve ser recolhido um historial detalhado do indivíduo, incluindo o historial de tratamentos dentários. Deve também determinar-se se a marca de mordedura foi afetada por lavagem, contaminação, embalsamamento, decomposição, etc.

Fotografia: A fotografia é o método essencial para registar e salvaguardar a marca de mordedura e é basicamente importante para arquivar as provas. Uma vez que as marcas cutâneas podem sofrer alterações a longo prazo, as fotografias constituem o método mais fiável para guardar os dados. As fotografias devem ser tiradas com a câmara num ângulo de 90° em relação à lesão, de preferência com intervalos de 24 horas, tanto em vítimas vivas como em vítimas mortas, uma vez que o seu aspeto pode variar. Uma escala elaborada por indivíduos do American Board of Forensic Odontology (ABFO) avançou como norma, designada por escala ABFO n.º 2. É importante obter fotografias em série das lesões causadas por marcas de dentadas. Para além da fotografia convencional, podem também ser utilizadas imagens de vídeo. Para além das películas convencionais a cores e a preto e branco, recomenda-se a fotografia ultravioleta no primeiro encontro e alguns dias depois.

Esfregaço de saliva: O esfregaço do ferimento da marca de mordedura é essencial para recuperar vestígios de provas. Devem ser recolhidas manchas de saliva ou células humanas para análise do ADN. Os seres humanos segregam antigénios "ABO" através da saliva. Devem ser recolhidos esfregaços da zona mordida, da zona de controlo e da cavidade oral. No caso de violações e agressões, deve ser colhida uma zaragatoa oral para sémen.

Os materiais das amostras devem ser analisados o mais rapidamente possível, ou então sugere-se o armazenamento congelado e o transporte a frio. As duas técnicas envolvidas são a técnica de lavagem salina e a técnica de esfregaço duplo.

> ➤ **Técnica de lavagem com solução salina** - Neste método, a área da marca de mordedura é lavada com solução salina normal e a solução de saliva subsequente

é recolhida numa placa de Petri. Após centrifugação a alta velocidade, o sobrenadante é eliminado e o filtrado é observado ao microscópio.

> **Técnica do cotonete duplo** - Primeiro, é utilizado um cotonete humedecido com água destilada para enxaguar a superfície que esteve em contacto com a língua e os lábios. São utilizados movimentos circulares e uma ligeira pressão durante 7 a 10 segundos para lavar a saliva seca da superfície. Utiliza-se então uma zaragatoa seca para recolher a saliva residual deixada na pele pela primeira zaragatoa. Os dois esfregaços são secos ao ar livre à temperatura ambiente durante, pelo menos, 45 minutos. Após a secagem, os esfregaços são embalados e enviados para o laboratório. Prepara-se uma amostra de controlo utilizando a mesma técnica, mas sem esfregar a saliva.

Impressão e modelo: A fim de preservar a natureza tridimensional da área mordida, devem ser efectuadas impressões para criar modelos em pedra. Os materiais de moldagem utilizados para registar a impressão das marcas de mordedura do local são compostos de moldagem à base de borracha e à base de silicone.

Os dois métodos de recolha de impressões são:

Método I - A área da mordida é coberta com o material de moldagem. É colocada uma gaze de arame e é injetado material adicional sobre a mesma.

Método II - Utilizando a polimerização a frio, constrói se uma moldeira especial de acordo com a forma da marca de mordida e tira-se uma impressão. Os moldes principais devem ser vazados com pedra tipo IV. Também devem ser fabricados moldes em duplicado. Pode ser utilizado material transparente de resina epóxida ou fotopolimerizável para fazer um modelo rígido.

Primeiros socorros

1. **Parar a** hemorragia - Se houver hemorragia, levante essa zona do corpo e aplique uma pressão firme sobre a ferida, com uma gaze esterilizada ou um pano limpo, até a hemorragia parar.

2. **Limpar e proteger** - Devem ser usadas luvas médicas esterilizadas para reduzir o risco de contaminação. Se a ferida for ligeira e não houver sangue, limpe-a com sabão neutro e enxagúe-a durante alguns minutos em água corrente. Aplicar uma pomada antibiótica e cobrir a ferida com uma gaze esterilizada.

3. **Obter ajuda médica** - Deve consultar um médico sobre qualquer mordedura humana que tenha provocado abrasões na pele, pois existe um risco elevado de infeção. Se a infeção não for tratada, pode provocar falta de mobilidade, danos nos tendões ou nos nervos, rigidez e dormência na zona. As feridas mais profundas podem exigir pontos e também uma vacina contra o tétano ou um reforço. Pode ser prescrita terapêutica antibiótica para prevenir a infeção bacteriana.

Obtenção de provas junto do suspeito

Consentimento: Antes de recolher provas de suspeitos de mordedura, o odontologista deve garantir a existência de uma ordem judicial adequada, de um mandado de busca ou de um consentimento informado assinado que contenha informações específicas sobre o que e como as provas devem ser recolhidas. O consentimento escrito deve ser assinado pela vítima na presença de uma testemunha. O odontologista deve explicar os procedimentos ao sujeito antes de os efetuar. Um duplicado destes relatórios deve ser conservado como parte do processo. Se o especialista fizer uma impressão dos dentes do suspeito sem o seu consentimento, isso pode muito bem ser visto como uma agressão contra ele. Por conseguinte, um plano de ação deste tipo pode levar a ramificações legais para a pessoa que tira as impressões.

Historial: Deve ser registado um historial completo do indivíduo, incluindo o historial de tratamentos dentários antes e depois das marcas de mordedura. Historial médico para documentar qualquer medicação que o suspeito tenha estado a tomar na data da mordedura ou antes dela.

Exame clínico

Exame extra-oral: Envolve o registo dos tecidos duros e moles. Devem ser feitas estimativas da abertura máxima, eventuais desvios na abertura ou no fecho, estado da ATM, desarmonias oclusais, tónus e equilíbrio muscular e assimetria facial. A presença de cicatrizes faciais ou de provas de um procedimento médico, bem como a presença de pêlos faciais, devem ser registadas.

Exame intra-oral: Devem ser efectuados esfregaços salivares. Os dentes em falta e os dentes fracturados devem ser anotados. A língua é examinada para avaliar o tamanho, a função e qualquer anomalia, como anquiloglossia, língua bífida, bem como piercings na língua e nos lábios. O estado periodontal deve ser registado, com especial referência à mobilidade.

Fotografias

As fotografias extra-orais incluem um rosto inteiro e vistas de perfil. As fotografias intra-orais devem incluir vistas frontais, duas vistas laterais e uma fotografia de grande plano dos dentes em oclusão normal, com abertura máxima e mordedura de bordo a bordo. Deve ter-se o cuidado de remover quaisquer sombras indesejáveis. As câmaras DSLR (Digital Single Lens-Reflex) são utilizadas para obter estes resultados.

Impressões

Utilizando o material especificado pela ADA (Associação Dentária Americana), são efectuadas duas impressões de cada arcada e moldes principais com gesso tipo II. A relação inter-oclusal deve ser registada. Podem ser obtidos moldes duplicados a partir do molde mestre. Um conjunto de moldes é utilizado como prova direta e o outro conjunto para comparação. Se estiver presente uma prótese amovível, as impressões são efectuadas com e sem a prótese colocada. Os registos dos dentes e dos tecidos moles não devem ser alterados através de entalhes, aparas ou outras alterações. As amostras de mordeduras são feitas num material adequado que simula o tipo de mordedura em exame.[65]

Controvérsias relativas às provas de marcas de dentadas

Uma vez que as marcas de dentadas não são tão exactas como o ADN, devem ser utilizadas com cuidado quando apresentadas como prova no local do crime. Vários factores, como a recolha, o registo, a comparação, a interpretação, a preservação e a comunicação da marca de dentada podem alterar a prova. As marcas de mordedura só podem ser utilizadas para incluir ou excluir o mordedor de entre os suspeitos, mas dificilmente para uma condenação definitiva. Por conseguinte, tem havido uma disputa constante quanto ao estatuto jurídico das marcas de dentadas como elementos de prova.

A exoneração mais proeminente que inclui a prova de uma marca de dentada é o caso de Ray Krone, que foi injustamente acusado de homicídio e condenado à morte. A única prova foi uma marca de dentada excecional encontrada na vítima. Um odontologista forense afirmou que os dentes de Krone coincidiam com a marca da dentada na vítima. Após um exame adicional, a prova de ADN demonstrou a honestidade de Krone e este foi libertado da prisão em 2002.

Roy Brown foi absolvido após 15 anos de prisão por agressão a Sabina Kulakowski, com base numa prova de marca de dentada. O Dr. Edward Mofson afirmou que os dentes de Brown coincidiam com as marcas de mordidelas encontradas no corpo de Kulakowski. Quinze anos após a condenação, testes de ADN efectuados em manchas de saliva deixadas pelo culpado eliminaram Brown e coordenaram-se com outro suspeito, Barry Bench. Por fim, o procurador principal reconheceu a inocência de Brown e este foi ilibado.

Levon Brooks passou 16 anos na prisão pela agressão e assassínio de uma menina de 3 anos que não cometeu. O odontologista forense, Dr. Michael West, comparou as dentições de 13 suspeitos e declarou que as marcas no corpo da vítima correspondiam às dentições de Brooks. Com base neste facto, Brooks foi acusado de homicídio qualificado e foi preso. Os testes de ADN subsequentes e a confissão revelaram que Justin Albert Johnson tinha cometido o homicídio. Johnson tinha sido um dos 12 diferentes suspeitos cujas impressões dentárias o Dr. West tinha examinado e eliminado. Após a confissão de Johnson, Brooks foi libertado em 15 de fevereiro de 2008

Os odontologistas forenses admitiram que, no passado, ocorreram erros na determinação do suspeito. No entanto, a investigação dos factos e das circunstâncias dos casos demonstra que houve inúmeras variáveis que tiveram um impacto adicional na situação. Compreender as razões e tentar elucidar como, porquê e onde ocorreram as condenações injustas é essencial para poder tomar medidas que diminuam a probabilidade de tais falhas voltarem a ocorrer.[66]

Conclusão

A medicina dentária forense é uma mistura multifacetada, interessante e gratificante entre a medicina dentária e o direito. A análise de marcas de mordedura é um aspeto importante da medicina dentária forense que tem um valor inestimável na resolução de crimes e na identificação de pessoas envolvidas em actividades criminosas. O campo da ciência das marcas de mordedura é bastante recente e potencialmente valioso, com um aumento da necessidade de indivíduos com formação e experiência no reconhecimento, recolha e análise deste tipo de provas.

Todos os seres humanos têm uma identidade na vida. A identificação positiva de uma pessoa viva utilizando traços e caraterísticas únicas dos dentes e maxilares é a pedra angular da ciência forense. Um dos desafios mais intrigantes, complexos e por vezes controversos da medicina dentária forense é o reconhecimento, a recuperação e a análise das marcas de dentadas dos suspeitos de as terem mordido. A distorção das marcas de dentadas devido à elasticidade da pele, à localização anatómica e ao posicionamento do corpo é um problema recorrente. O campo da ciência das marcas de dentadas está a expandir-se e a necessidade de indivíduos com formação e experiência no reconhecimento, recolha e análise deste tipo de provas está a aumentar. A investigação de métodos mais objectivos de análise de marcas de mordedura produziu técnicas como a genotipagem bacteriana, embora sejam necessários mais esforços para reduzir a subjetividade das técnicas físicas padrão.

É preocupante o facto de, devido ao uso indevido indiscutível da comparação de marcas de mordida e à crença infeliz, mas comum, de que a análise de marcas de mordida é o mesmo que a comparação de marcas de mordida, informações valiosas disponíveis para o sistema de justiça criminal a partir da análise de marcas de mordida podem ser consideradas inadmissíveis num tribunal - a menos que os especialistas na área acordem para a distinção entre comparação e análise e comuniquem essa distinção ao sistema jurídico. Não há dúvida de que a situação exige uma correção. No entanto, é importante que se evite uma reação exagerada. Em primeiro lugar, eliminar todas as provas da marca de mordida devido à utilização incorrecta de uma parte seria um erro grave, equivalente ao proverbial "deitar fora o bebé com a água do banho". Em segundo lugar, os autores do presente documento concordam que, com raras excepções, a comparação de marcas de dentadas não permite identificar um suspeito com um grau de certeza razoável.

No entanto, em determinadas circunstâncias, a comparação de marcas de mordedura pode ser útil para a exclusão de suspeitos. As circunstâncias em que podem ser feitas excepções devem ser clara e cuidadosamente identificadas e adoptadas no âmbito da odontologia forense e da lei. As marcas de dentadas são um aspeto valioso e também controverso da odontologia forense, uma vez que podem não só provar que os suspeitos são culpados de um crime, mas também ajudar a defender os absolvidos. As marcas de mordedura, se analisadas corretamente, constituem uma fonte de identificação fiável, fácil e rentável. A deturpação da marca de mordedura devido ao aspeto, à posição e à elasticidade da pele constitui um obstáculo à sua identificação. Os progressos recentes podem permitir uma análise exaustiva da marca de mordedura para identificar com exatidão a sua origem e eliminar a margem para erros.

A determinação do sexo a partir das marcas de mordedura em juvenis pode ser efectuada tendo em conta os parâmetros como o comprimento da arcada e a largura do incisivo. O comprimento da arcada é maior nos machos e menor nas fêmeas. A largura do incisivo é maior no sexo feminino e menor no sexo masculino. No futuro, outros parâmetros como o número de dentes e a distância entre dentes podem ser utilizados para a determinação do sexo.

A prova das marcas de mordedura tem sido utilizada como auxílio na identificação de criminosos em muitos casos. É demonstrado como os autores de lesões violentas foram detectados a partir de marcas de mordedura na vítima ou no autor, ou em géneros alimentícios encontrados no local do crime, quando as marcas foram comparadas com impressões dentárias obtidas posteriormente

Referências

1.   D Sweet, I A Pretty. A look at forensic dentistry - Part 2: Teeth as weapons of violence - identification of bitemark perpetrators. Br Dental J. 2001; 190, 415 -8.

2.   Aggarwal A. Role of science in crime detection (Papel da ciência na deteção de crimes). Crime and detetive.2001;8-9.

3.   ABFO Inc. Diretrizes para a análise de marcas de mordida. J Am Dent Assoc. 1986;112(3):383-86.

4.   Ferdinan Strom. Investigação da marca de mordida. J Dent Res. 1963;42(1):312-16.

5.   Burnstein M L. A aplicação da fotografia na medicina dentária forense. Dent Clin North Am.1983;27(1):151-70.

6.   Furness J. Um novo método para a identificação de marcas de dentes em casos de agressão e homicídio. Br Dent J.1968;124(6):261-67.

7.   Rothwell B R. Bitemarks in forensic dentistry: A review of legal, scientific issues. J Am Dent Assoc.1995;126(2):223-32.

8.   Drinnan A J, Melton M J. Apresentação em tribunal de provas de marcas de mordida. Int Dent J. 1985;35(4):316-32.

9.   Rao DS, Ali IM, Annigeri RG. Bitemarks - Uma revisão. J Dent Res Rev 2016; 3:31-5.

10. Luntz, Lester L, Phyllys Luntz. Manual de identificação dentária. Técnicas em odontologia forense. Lippincott; Philadelphia.1973

11. Pierce L J, Strickland D J, Smith E S. O caso de Ohio v. Robinson: Um caso de 1870. Am J Forensic Med Pathol.1990;11(2):171-77.

12. Sansare K. Odontologia forense, perspetiva histórica. Indian J Dent Res.1995 ;6(2):55-7.

13. A Pretty, David Sweet. The design and assessment of mock mass disasters for dental personnel. J Forensic Sci.2001(1):74-9.

14. Alfred Swaine Taylor. Taylor's Principles and Practice of Medical Jurisprudence. 2ª Edição.

15. Mac Donald D G. Bitemark recognition and interpretation. J Forensic Sci Soc.1974; 14(3):229-33.

16. Webster G. Uma classificação sugerida de marcas de mordedura em géneros alimentícios na análise dentária forense. Forensic Sci Int.1982;20(1):45-52.

17. James H. Boas provas de marcas de mordida: Um relato de caso. J Forensic OdontoStomatol .2006; 24(1):12-13.

18. Shamim T, Varghese VI, Shameena PM, Sudha S Marcas de dentadas humanas: As marcas de ferramentas da cavidade oral. Jornal da Academia Indiana de Medicina Legal. 2006;28(1): 52-4.

19. Fearnhead R W. Facilidades para a odontologia forense. Med Sci Law.1960;1(1):273- 77.

20. Taylor D V. A lei e o dentista. Br Dent J.1963; 114(1):389-93.

21. Osterberg J W. O laboratório criminal: Case studies of scientific criminal investigation. Indiana University Press, Bloomington, Indiana.1967

22. T J Stoddart. Marcas de bites em substâncias perecíveis. Um novo método de produção de modelos permanentes. Br Dent J.1973;135(6):285-87.

23. Whittaker D K. Alguns estudos laboratoriais sobre a exatidão da comparação de marcas de mordida. International Dental Journal. 1975;25(3):166-71.

24. Goodbody R A, Turner C H, Turner J L. A diferenciação de marcas dentadas: relato de um caso de especial interesse. Med Sci Law.1976;16(1):44-8.

25. Lester L Luntz. History of forensic dentistry (História da medicina dentária forense). Dent Clin North Am.1977; 21(1):7-17

26. Rudland M. A estabilidade dimensional das marcas de mordida em maçãs após armazenamento a longo prazo num fixador. Med Sci Law.1982;22(1):47-50

27. Sognnaes R F, Rawson R D, Gratt B M, Nguyen N B. Computer comparison of bitemark patterns in identical twins. J Am Dent Assoc.1982;105(3):449-41

28. Dorion R B. Preservação e fixação da pele para posterior avaliação científica e

apresentação em tribunal. J Can Dent Assoc. 1984; 50(2) :129-30.

29.	Kraus T C. Técnicas fotográficas de interesse na análise métrica de mordeduras. J Forensic Sci. 1984;29(2):633-68.

30.	Rawson R D, Ommen R K, Kinard G. Statistical evidence for the individuality of the human dentition (Provas estatísticas da individualidade da dentição humana). J Forensic Sci.1984;29(1):245-53.

31.	Rawson R D, Koot A, Martin C. Incidence of bitemarks n a selected juvenile population: a preliminary report. J Forensic Sci.1984;29(1):254-59.

32.	Rawson R D, Vale G L. Analysis of photographic distortion in bitemarks: Um relatório do comité de orientações sobre marcas de mordida. J Forensic Sci.1986;31(4):1261- 68.

33.	Norman Sperber. Identificação de crianças e adultos através de sistemas de identificação dentária federais e estatais: Reconhecimento de marcas de mordida humanas. Forensic Sci Int.1986;30(2-3): 187-93.

34.	West, Michael H, Billings, Jeffrey D. Fotografia ultravioleta: Bitemarks on human skin and suggested technique for the exposure and development of reflective ultraviolet photography. J Forensic Sci.1987;32(5):1204-13.

35.	Barseley R E, West M H, Fair J A. Fotografia forense: Imagens ultravioleta de feridas na pele. Am J Forensic Med Pathol.1990;11(4):300-8.

36.	Wood R E, Miller P A, Blenkinsop B R. Edição de imagens e análise de marcas de mordida assistida por computador: relato de um caso. J Forensic OdontoStomatol.1994;12(2):30-6.

37.	Thompson I O, Philips V M.Um caso de bitemark com uma reviravolta. J Forensic OdontoStomatol. 1994;12(2):37-40.

38.	Nambiar P, Bridges T E, Brown K A. Avaliação forense quantitativa de bitemarks com a ajuda de um programa informático de análise de formas: parte 1; O desenvolvimento do SCIP e do índice de semelhança. J Forensic OdontoStomatol.1995;13(2):18-25.

39.	Naru A S, Dykes E. The use of digital imaging technique to aid bitemark analysis. Sci Justice.1996;36(1):47 50.

40.	Naru A S, Dykes E. Digital image cross-correlation technique for bitemark investigations. Sci Justice.1996;37(4):251-8.

41.	Sweet D, Parhar M, Wood R E. Computer based production of bitemark comparison overlays. J Forensic Sci.1998;43(5):1050-55.

42.	Sweet D, Bowers C M. Accuracy of bitemark overlays: a comparison of five common methods to produce exemplars from a suspect's dentition. J Forensic Sci .1998;43(2):362-67.

43.	C M Bowers, R J Johansen. Análise digital de bitemarks e identificação humana. Dent Clin North Am.2001;45(2):327-42.

44.	Lorkiewicz - Muszynska D, Glapinski M, Zaba C, Labecka M. Comparação de marcas de mordida e caraterísticas dos dentes utilizando métodos 2D e 3D. Arch Med Sadowej Kryminol.2011;61(2):107-14.

45.	R Lessing, Wengel V, Weber M. Bitemark analysis in forensic routine case works. EXCLI J.2006; 5(2)102-5.

46.	Pretty IA, Sweet David. Adesão dos odontologistas forenses às diretrizes da ABFO sobre marcas de mordidas para a recolha de provas suspeitas. J Forensic Sci .2001; 46 (5): 1152-58.

47.	Kalyani Bhargava, Deepak Bhargava, Pooja Rastogi. Uma visão geral da análise de marcas de mordidelas. J Indian Forensic Sci. 2012; 29(2):29-37.

48.	Saritha Maloth, KS Ganapathy. Comparação entre cinco métodos bidimensionais comummente utilizados para a produção de sobreposições de marcas de mordida humana a partir de moldes de estudo dentários. Indian J Dent Res.2011;22(3):499-5.

49.	G.S. Golden. Normas e práticas para a fotografia de marcas de dentadas. J Forensic Odontostomatol. 2011;29(2):29-37.

50.	Thais Torralbo Lopez. Levantamento nacional da incidência de dentes anteriores perdidos: potencial de uso na análise de bitemark no contexto brasileiro. Sci Justice.2010;50(3):119-22.

51.	Avon S L, Victor C. Taxas de erro na análise de marcas de mordida num modelo animal in vivo. Forensic Sci Int,2010;201(1-3):45-55

52. Michael J. Saks. Identificação forense: De uma ciência baseada na fé a uma ciência científica. Forensic Sci Int.2010; 14:201(1-3):14-7.

53. Ian A Pretty, David Sweet. Uma mudança de paradigma na análise de sinais de mordida. Forensic Sci Int.2010;201(1-3):38-44.

54. Rai B Anand. Bitemarks- Uma nova técnica de identificação. The Internet Journal of Forensic Science.2007;2(1).

55. Ian A. Pretty. Os obstáculos à realização de análises de marcas de mordida baseadas em provas. Forensic Sci Intl.2006,15,1591:5110-20.

56. Rao DS, Ali IM, Annigeri RG. Bitemarks - Uma revisão. J Dent Res Rev 2016, 3:31-5.

57. Kennedy D. Odontologia forense e análise microbiana de marcas de mordida. J Forensic Sci 2011:6-15

58. Ali MM, Shokry DA, Zaghloul HS, Rashed LA, Nada MG. Aplicações de PCR na identificação de amostras de saliva expostas a diferentes condições (com base na deteção de Streptococci). Pak J Biol Sci 2013; 16:575-9.

59. Cameron J, Sims BG. Marcas de mordedura. Em: Cameron J, Sims BG, editores. Forensic dentistry. Edinburgh: Churchill Livingstone, 1974(1)129-45.

60.	Silva RH, Musse JD, Melani RF, Olevieria RN. Identificação de marcas de mordidas humanas e a tecnologia do DNA na odontologia forense. Braz J Oral Sci 2006; 5(1):1193-7.

61.	Dayal PK, Srinivasan SV, Paravathy R. Textbook of Forensic Odontology (Livro de texto de odontologia forense). 1.ª ed. Hyderabad: Paras Medical Publishers; 1998.

62.	Jeddy N, Ravi S, Radhika T. Tendências actuais em odontologia forense. J Forensic Dent Sci. 2017 ;9(3):115-19.

63.	Chidambaram R. Forensic Odontology: A Boon to Community in Medico-legal Affairs. JNMA J Nepal Med Assoc. 2016;54(201):46-54.

64.	Balachander N, Babu NA, Jimson S, Priyadharsini C, Masthan KM. Evolução da odontologia forense: An overview. J Pharm Bioallied Sci. 2015;7(1): 17680.

65.	Pillai JP, Chokkalingam TS, Aasaithambi B, Nuzzolese E. Estabelecimento do departamento de odontologia forense: Um modelo proposto para a infraestrutura básica e o kit de odontologia forense. J Forensic Dent Sci. 2019;11(2):64-72.

66.	Pillai JP, Chokkalingam TS, Aasaithambi B, Nuzzolese E. Estabelecimento do departamento de odontologia forense: Um modelo proposto para a infraestrutura básica e o kit de odontologia forense. J Forensic Dent Sci. 2019;11(2):64.

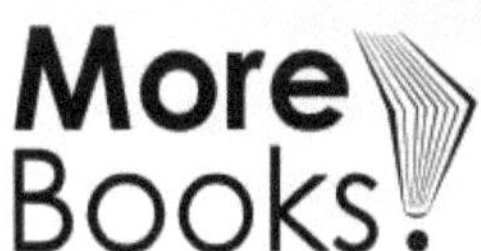

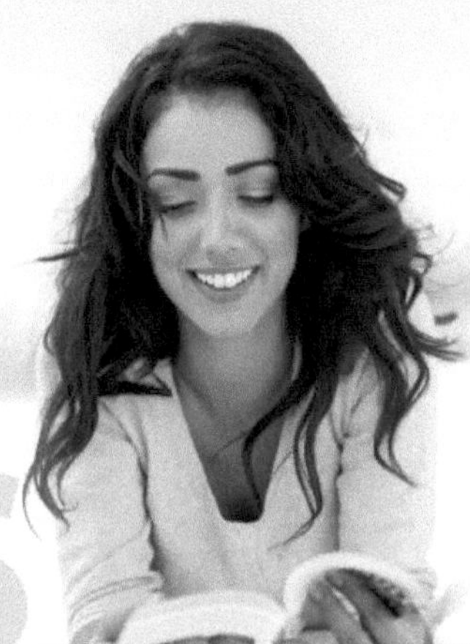

I want morebooks!

Buy your books fast and straightforward online - at one of world's fastest growing online book stores! Environmentally sound due to Print-on-Demand technologies.

Buy your books online at
www.morebooks.shop

Compre os seus livros mais rápido e diretamente na internet, em uma das livrarias on-line com o maior crescimento no mundo! Produção que protege o meio ambiente através das tecnologias de impressão sob demanda.

Compre os seus livros on-line em
www.morebooks.shop

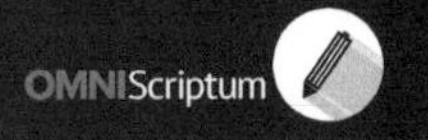

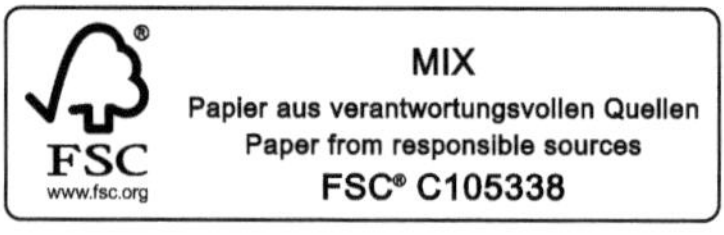

Printed by Books on Demand GmbH, Norderstedt / Germany